Come Ripristino Le Capacità Del Mio Cervello

Nel Modo Giusto E Legalmente

Dr. ANDREA SCARSI

DEDICATO

Non ricordo più a chi…

INDICE

ANDREA SCARSI

RINGRAZIAMENTI

Ringrazio chi mi dà quotidianamente esempio di brillantezza, sonnolenza, rallentamento e vuoto. Adesso ricordo, è a loro che dedico questo libro.

Ringrazio il mio caro amico *Dr. Sevaram Sharma*, primario di geriatria presso una clinica di riabilitazione geriatrica tedesca, per le preziose informazioni fornitemi passeggiando in riva al mare senza fermarci.

Ringrazio madre natura per darmi tutto ciò di cui ho bisogno, anche se a volte dimentico che devo tutto a lei, compresa la consapevolezza di dimenticare.

NOTA DELL'AUTORE

L'Autore, ha cercato di essere il più preciso e completo possibile nella creazione di questo libro. Nonostante ciò, comunque, afferma che i contenuti in esso espressi sono unicamente il frutto della propria conoscenza, esperienza e comprensione e non garantisce né dichiara in alcun momento che questi siano assoluti e inequivocabili.

Non si assume, pertanto, alcuna responsabilità per errori, omissioni, diversa interpretazione o sperimentazione del tema sviluppato nel presente documento. I lettori e le lettrici sono invitati e invitate a rispondere col proprio giudizio ad ogni singola circostanza e agire di conseguenza.

Nel caso siano rilevati riferimenti a persone specifiche, popoli od organizzazioni, questi sono genuinamente involontari.

Questo libro non pretende di proporsi come fonte professionale autorizzata medica, dietologica, psicologica, religiosa, legale, commerciale, contabile o finanziaria. I lettori e le lettrici sono invitati e invitate a cercare i servizi professionali competenti in tutti i settori succitati.

Buona lettura e pratica.

ANDREA SCARSI

PRESENTAZIONE

Se hai intenzione di imparare tutto ciò che c'è da sapere su come ripristinare le capacità del tuo cervello, allora questa è l'informazione giusta per te e forse addirittura la più importante che tu abbia mai letto, semplicemente perché tutte le nuove scoperte sull'argomento sono state provate e riportate in questo sorprendente nuovo libro intitolato *Come Ripristino Le Capacità Del Mio Cervello*.

È un libro che copre quasi ogni notizia chiunque possa voler sapere sull'argomento e di più ancora. Immagina di poter ripristinare le capacità del tuo cervello e di poterlo fare in brevissimo tempo - perché chi inizia è già a metà dell'opera - senza alcun senso di frustrazione e soprattutto senza perdere tempo in ricerche, consultazioni e test sul campo. E tutto dalla comodità di casa tua.

Direi che è fantastico e, infatti, lo è. Sì, puoi davvero riavere una vita migliore; puoi ritornare alle capacità di gioventù e addirittura perfezionarle. È sicuramente possibile, devi solo sapere come e il come è spiegato esaurientemente in questo nuovo, incredibile libro, scritto per aiutarti a portare a compimento questo tuo desiderio; per aiutarti a ripristinare le capacità del tuo cervello.

Assimila quanto ti è suggerito; dai radici alla tua decisione di farlo; pratica gli esercizi e le strategie indicate; adegua la dieta;

organizza le tue idee; sappi cosa fare e non fare; gioca; stimola i tuoi sensi; rinnova il tuo ambiente; fai esercizio; rilassati, medita, scopri chi sei. Investi nel ripristino delle tue capacità cerebrali; è facile e ti meriti la soddisfazione di goderti tutti i tuoi giorni e tutto ciò che la vita ti offre.

Questo è l'insegnamento.

INTRODUZIONE

Anni fa ho avuto un'inquietante e terribile situazione con la mia memoria. Ogni giorno dovevo sforzarmi per ricordare dove avevo messo le chiavi di casa o della macchina, il portafoglio, gli occhiali da sole, i nomi delle persone e le cose in generale; e il problema non solo non scompariva ma perseverava. In effetti, peggiorava di mese in mese. Era come se il mio cervello fosse invecchiato all'improvviso e continuasse ad invecchiare.

Ho notato poi qualcosa di ancora più preoccupante, almeno per me che sono tuttora ancora giovane: non ero più così veloce nell'elaborare le informazioni come qualche anno prima; non riuscivo più a fare calcoli oltre le due cifre, il pensiero era lento e perdevo l'agilità mentale. È stato allora che ho deciso di fare qualcosa al riguardo. Non c'era niente di fisicamente sbagliato nel mio cervello, ma qualcosa non andava più come doveva o addirittura mancava.

Dopo averci pensato a lungo e intensamente, per forza, ho concluso che avevo bisogno di un nuovo regime di vita adeguato a ripristinare ancora una volta la mia capacità cerebrale. Se si possono applicare strategie per irrobustire il corpo, sicuramente si può fare lo stesso qualcosa anche per ottimizzare il cervello.

Ho deciso pertanto di creare il mio regime personale di allenamento, per migliorare la memoria e la capacità di pensare e ho iniziato seriamente a ricercare i principi base del potenziamento del cervello e dell'incremento della sua capacità neurologica di sintesi.

A poco a poco, le mie funzionalità sono migliorate; non ero più smemorato e sentivo che le mie cellule grigie avevano riacquistato la loro agilità giovanile. La potenzialità del cervello non ha nulla a che fare con l'età; se so come e cosa fare, posso facilmente mantenerlo sano mentre invecchio.

Questo regime di allenamento cerebrale è una delle mie più grandi scoperte e l'obiettivo di questo libro è di condividere esattamente come ho riacquistato, con grande soddisfazione, l'agilità cerebrale, la creatività e capacità di ricordare semplicemente qualsiasi cosa in un istante.

Non prestavo attenzione a queste capacità in gioventù, le davo per scontate, mentre in realtà è assolutamente importante mantenerle attive.

Il giorno che ho desiderato migliorare la mia memoria e ripristinare le capacità del mio cervello, è stato un grande giorno di rinascita nella mia vita. Niente più ansia o preoccupazione; ci sono, infatti, dei metodi semplici e naturali di ottimizzazione cerebrale senza l'utilizzo di farmaci, droghe o terapie costose.

LE MOLTEPLICI STRATEGIE

Metto subito in chiaro una cosa: se dicessi che c'è un solo modo sicuro per ripristinare la capacità cerebrale, mentirei perché, di fatto, il mio cervello umano può essere rafforzato e stimolato in così tanti modi che è davvero difficile scegliere o stabilizzarsi su una singola strategia; sono semplicemente tante, vanno bene tutte e quindi le utilizzo tutte o quasi e le indico nella prima parte del libro, per affrontare successivamente gli alimenti specifici che ho integrato nella mia dieta al fine di nutrire adeguatamente le mie sinapsi e migliorare in generale le funzionalità del mio cervello.

Nota Importante: Alcune strategie richiedono più lavoro di altre. Scelgo pertanto quelle che sono attuabili nei primi giorni e settimane di pratica e mi sento in libertà di aggiungerne altre come e quando meglio credo.

ASCOLTO MUSICA

La musica è una delle modalità terapeutiche più antiche ed efficaci al mondo. È ed è stata usata per una moltitudine di situazioni; per aumentare, calmare e stabilizzare lo stato d'animo; per addormentare i bambini e per aumentare il QI di chi è ancora in grembo. Per qualche tempo lo si è creduto e tuttora da qualche parte si crede ancora che ascoltare musica classica possa effettivamente produrre questi risultati. Comunque, poiché mi focalizzo sul ripristino della mia capacità cerebrale di adulto, ecco come la musica contribuisce al raggiungimento di questo mio obiettivo.

1. La musica è stata ed è ampiamente utilizzata come trattamento di supporto per i disturbi legati all'ansia. Se mi sento ansioso o agitato per la maggior parte del tempo a causa dello stress sul lavoro o a casa, ascolto musica e questo mi aiuta a gestire ciò che provo in quel momento. La musica non riplasma la situazione esterna, qualsiasi essa sia, non calma chi mi sta gridando contro, ma mi aiuta a rimanere sano di mente, anche se devo affrontare giornalmente problemi di lavoro, traffico e relazione. Il trucco è di darmi sempre l'opportunità di riprendermi dallo stress. Le fonti di stress fanno parte della vita; posso solo disconnettermi da esse di volta in volta per prendermi cura di me mentalmente e fisicamente.

2. Studi consolidati e saggezza popolare dimostrano che

l'ascolto di certa musica, rilassante in questo caso, ha la capacità di abbassare l'alta pressione sanguigna e sembra abbia pure un effetto benefico su chi è affetto da demenza. Studi universitari hanno inoltre dimostrato che la musica può persino aiutare i bambini prematuri a guadagnare più peso in un periodo più breve rispetto ai prematuri cui non è stata data la musicoterapia. Posso solo immaginare quanto sia potente l'effetto della vibrazione musicale sul corpo umano se può persino incoraggiare la crescita dei tessuti e l'aumento di peso.

3. Si è scoperto che ascoltare musica e suonare strumenti musicali aumenta effettivamente alcune parti vitali del cervello, come il corpo calloso, che è responsabile del collegamento tra i due emisferi cerebrali. È stato anche dimostrato che suonare strumenti musicali aumenta la dimensione della corteccia motoria del cervello, proprio perché è un'attività che richiede non solo la conoscenza della teoria musicale ma anche la destrezza e l'abilità manuale durante la manipolazione dello strumento. Inoltre la recente tecnologia di tomografia cerebrale indica chiaramente che entrambi i miei lobi si illuminano durante l'ascolto di sola musica, mentre se ascolto canzoni tendo a dare più importanza ai significati, accendendo solo il lobo che gestisce la logica.

4. Suonare musica mi aiuta a migliorare continuamente le abilità spaziali, quindi non mi preoccupo se adesso non sono in grado di suonare in modo decente perché è il mio cervello che fa in modo che io possa suonare bene quando imparo un nuovo strumento. Scelgo uno strumento musicale che mi piace suonare a casa e provo ad impararlo da solo. Posso anche assumere un insegnante, se è quello che voglio. La cosa importante qui è che sono in grado di imparare qualcosa di nuovo, suonare uno strumento musicale e ascoltare musica allo stesso tempo.

Puoi ascoltare un sacco di musica, canzoni e mantra nel mio canale YouTube. Vai alle playlist.

TENGO UN DIARIO

Recenti studi hanno dimostrato che tenere regolarmente un diario non è solo efficace per ripristinare le mie capacità di pensiero, ma mi aiuta anche a gestire lo stress. Tenere un diario è eccellente se ritengo che il mio pensiero in generale sia disorganizzato e ho difficoltà a cucire le idee insieme alle cose che devo fare per raggiungerle.

Tenere un diario non è lo stesso che redigere una lista di cose da fare. Ciò che scrivo nel diario si focalizza sulle mie esperienze presenti e l'espressione personale. Mi procuro un buon taccuino o diario e inizio a scrivere.

A volte preferisco utilizzare il computer o il telefonino o inizio un mio blog; sono libero di passare dall'uno all'altro e fare come desidero, ma quando sento che i miei pensieri appartengono solo a me e godo la solitudine e la pace che mi dà un diario classico, allora tiro fuori un quaderno e continuo sulla carta.

È facile iniziare un diario, basta scrivere. Non mi concentro sul rendere la mia calligrafia estremamente bella o leggibile. Non mi concentro sull'aspetto, ma sull'idea e sul fatto di trasportare le mie emozioni e idee sulla carta o sulla tastiera.

Tenere un diario è una cosa tutta mia e tutta per me. È un'attività che mi piace. Scrivere il mio diario mi diverte e gratifica ma non devo farlo tutti i giorni se mi annoia o mi sento obbligato a farlo. Certo, un po' d'iniziativa è fondamentale quando cerco di realizzare qualcosa, ma allo stesso tempo, se mi sento orribile quando provo a scrivere, questa non è l'opzione migliore per me al momento. Se però il diario o semplicemente scrivere due cose mi porta piacere e divertimento, allora continuo in tutti i modi con quest'attività, che so essere d'aiuto nel ripristinare le capacità del mio cervello.

Vuoi un esempio di diario? Vedi il mio libro: 21 Giorni.

COSTRUISCO LE MIE MAPPE MENTALI

Le mappe mentali o gruppi d'idee interconnesse, sono raffigurazioni grafiche dell'organizzazione del mio pensiero quando rifletto su un progetto e riproducono la rete neurale del mio cervello. Servono a stimolare la mia capacità di memoria visiva e aumentare la facoltà di ricordare i concetti strutturandoli in rapporti di gerarchia mentale, associandoli ed evidenziandone i legami e le concatenazioni.

Stimolano la mia creatività e focalizzazione perché le sviluppo in modo assolutamente personale, con parole mie, uniche e colorate che le rendono gradevoli e lasciano spazio a nuove associazioni, possibili integrazioni e intuizioni attivando in mio emisfero cerebrale destro sede appunto delle mie funzioni di creatività, memoria e associazione mentale.

Anche se ci sono ottimi programmi di software che mi permettono di creare le mie mappe mentali al computer, tablet o telefonino, preferisco costruirle su carta o su di una lavagna di grandi dimensioni. Ho quindi comprato un blocco per schizzi abbastanza grande con tanti fogli e dei bellissimi pennarelli colorati che mi danno un'esperienza più tonica, più libertà di movimento e ampiezza di visione.

Utilizzo le mie mappe mentali sia per il mio uso personale sia per il mio lavoro e anche se ad osservarle possono apparire come ramificazioni di idee e parole stravaganti e incerte, è così solo perché sono le mie mappe mentali e sono quindi espressioni personali che danno un senso a me che le ho create. Quando le condivido, amici e colleghi non sempre le capiscono immediatamente, perché ognuno pensa a modo proprio e ciò che ha perfettamente senso per me può essere confuso e sconcertare del tutto chi è dall'altra parte del tavolo.

Quando creo una mia mappa mentale, mi comporto così.

1. Penso solo a una cosa che voglio pianificare o tracciare. Può essere una storia che ho sempre voluto scrivere, un viaggio che ho sempre voluto fare o un piano finanziario per raggiungere un obiettivo economico in un numero di anni. Vanno tutte bene; ogni idea di ciò che desidero fare è un punto di partenza attuabile.

2. Rompo l'idea in due o tre grandi idee. Se ad esempio aspiro a realizzare una determinata condizione economica, le grandi idee che disegno nella mia mappa in una sola parola possono annoverare il vendere grandi prodotti unici che le persone amano, produrre quei grandi prodotti e commercializzare quei grandi prodotti. Estendo la mai mappa mentale a tempo indeterminato aggiungendo sempre più idee correlate all'idea centrale di partenza.

3. Dopo aver messo giù le mie prime grandi idee, mi fermo e inizio ad espanderle. Inizio a creare i primi rami della mia grande idea base e dopo il primo livello di espansione inizio a creare più rami nella mia mappa mentale. Se un'idea porta a un'altra, collego immediatamente queste due idee. Alla fine, ho una mappa mentale che riflette esattamente le cellule nervose del mio cervello. Utilizzo spaziature appropriate e linee lunghe e curve che separano distintamente i grandi gruppi di idee l'uno dall'altro. Se una pagina non mi è sufficiente, vado alla pagina successiva e questa è la bellezza di avere un quaderno degli schizzi con un sacco di fogli.

PS: Queste mappe mentali riflettono inoltre la mia rete di lavoro in Network Marketing. Io sono al centro e attorno a me si sviluppano le linee di collaborazione e clientela. Vuoi saperne di più sul Network Marketing? Scrivimi.

MI GODO I SONNELLINI ENERGETICI

Il riposo è essenziale per la mia salute umana, anche se alcune persone si vantano di sentirsi perfettamente riposate dopo solo 4 o 5 ore di sonno al giorno. Immagino sia vero, ma per quanto riguarda me sono consapevole del fatto che aderire a questo tipo di schema di sonno, non solo danneggia le capacità del mio cervello, per quanto riguarda il richiamo e la conservazione delle memorie, ad esempio, ma anche la mia salute generale.

Dormire troppo poco ogni notte può effettivamente aumentare il rischio di disagi anche molto gravi. Il sonno è molto importante per il corpo umano, è ovvio; ecco perché la mia attuale strategia si concentra sul riposo, anche se è solo per brevi periodi.

Quando riesco a ricavarmi trenta minuti di pausa nel bel mezzo della giornata, ho fatto un'ottima cosa. Se riesco a fare un sonnellino solo per 15 minuti, va bene anche questo.

I benefici dei sonnellini energetici si sommano durante la settimana e tutto il mio corpo, compreso il mio cervello, apprezza che sto mettendo da parte anche brevi periodi per il recupero.

Quando soffro di problemi legati alla memoria sono spesso fisicamente in salute e forma ma semplicemente esausto e affaticato dal lavoro eccessivo. Il lavoro è importante perché dà una direzione alla mia vita e con esso sono in grado di stabilizzare le mie finanze; ma il lavoro non deve mai essere la causa del mio malessere mentale e fisico e quando lo è, rivaluto subito il mio modo di lavorare e le mie condizioni generali di lavoro.

Il sonno è importante anche perché si sogna. Ti interessano i sogni? Vedi il mio libro: Breve Storia dei Sogni.

TENGO IN ORDINE LA MIA PRESSIONE SANGUIGNA

Recenti studi hanno dimostrato che gli adulti più anziani che soffrono di ipertensione arteriosa sono a rischio di prestazioni cognitive inferiori rispetto alle persone che gestiscono questa loro condizione attraverso farmaci o metodi naturali di controllo della pressione sanguigna come la meditazione ed il cambiamento della dieta.

Hanno anche dimostrato che soffrire d'ipertensione tra i venti e i trent'anni, non è una cosa particolarmente buona perché nel tempo si sommano gli effetti sul rendimento cognitivo e alla fine c'è il rischio di una marcata diminuzione della funzione cerebrale che si nota con l'avanzare dell'età. Per questo, tengo sempre la mia pressione sanguigna a livelli ottimali.

Io ne sono un esempio. La mia dottoressa di base, ad un certo punto della mia vita, mi dà un ultimatum: "O prendi la pillola per la pressione o ti impedisco di volare". In quel periodo volavo spesso e chiaramente ho ceduto al ricatto.

Qualche anno dopo però, quando un amico mi spiega l'influenza del peso su questa patologia, decido di rimettermi in ordine iniziando un nuovo percorso alimentare, accompagnato da un coach e utilizzando i prodotti dell'azienda Herbalife.

Facciamo l'analisi nutrizionale, inizio con la colazione

equilibrata e subito il peso comincia a scendere e mi sento meglio, più energico e sveglio. Il coach è stato fondamentale, sempre presente, mi ha dato tutto il supporto che mi serviva.

In un mese e mezzo ho perso 5 chili e due taglie e la dottoressa mi ha fatto smettere di prendere la pillola! Ho continuato e la mia vita è tornata sempre fluida, vivace, magra e lucida. In 7 mesi ho perso 20 chili, che non ho più ripreso, come la pillola, e sono tanto contento, al punto di diventare io stesso un Distributore Indipendente Herbalife.

MEDITO

La meditazione combina il rilassamento fisico e mentale per raggiungere uno stato di completa calma fisica e chiarezza mentale. La meditazione in generale non ha legami religiosi, sebbene nella cultura popolare sia fortemente associata alle pratiche religiose dell'Oriente. La meditazione è usata dai buddisti e dai praticanti della religione indù, ma ciò non significa che devo essere un monaco buddista prima di poter meditare. La meditazione è per tutti e soprattutto per me.

La meditazione mi offre i seguenti vantaggi.

1. Abbassa i miei livelli di ansia e calma i miei nervi.

2. Migliora il mio ritmo respiratorio, cosa che a sua volta ha un effetto positivo sul mio processo di pensiero.

3. Abbassa la mia pressione sanguigna e migliora la mia gestione di stress e dolore.

4. Libera la mia mente dalle ragnatele quando ho bisogno di essere davvero creativo e spontaneo.

Quando ad esempio, mi sento rigido e annoiato proprio prima di qualsiasi prestazione pubblica, come una conferenza o presentazione al mio capo e ai miei colleghi, mi siedo a meditare per migliorare il modo in cui elaboro e metto in relazione le informazioni con altre persone.

Meditare è facile, basta scaricare un buon libro sulla meditazione da Amazon, come ad esempio il mio: *Il Segreto della*

Meditazione e applicane i suggerimenti, all'inizio solo per pochi minuti ogni giorno.

I risultati mi sorprendono sempre. Non mi aspetto miracoli, ma non mollo e seguo i miei progressi che migliorano di giorno in giorno, dando tempo al mio cervello di adattarsi alle mie nuove attività. Il mio cervello vuole migliorare in ciò che sa fare meglio e questo è fuori discussione.

FISICO IN FORMA CERVELLO IN FORMA

Avevo l'idea sbagliata che l'esercizio fisico avvantaggiasse solo i miei muscoli, le ossa e le articolazioni e che non avesse assolutamente alcun effetto sul mio cervello. Non è vero. Pur conoscendo il proverbio, mi sbagliavo sapendo di sbagliare. Secondo la scienza medica conclamata e la ricerca attuale su quest'area, l'esercizio fisico ha un effetto molto benefico sul mio cervello.

In effetti, l'esercizio è stato dimostrato più e più volte come un modo efficiente e molto naturale per migliorare la capacità della mente di elaborare rapidamente le informazioni. E quest'abilità è la base solida di una mente ripristinata, indipendentemente da ciò che voglio ottenere con essa come ad esempio computare i numeri più velocemente o massimizzare la mia creatività.

A volte cado nella trappola di utilizzare il cibo per stimolare la mia mente e miei flussi creativi. Questo non va bene per il mio corpo perché s'intasa e una pratica che cede alle voglie del cibo è segno evidente che sto associando il cibo alle buone sensazioni e idee. La prossima volta che ho bisogno d'ispirazione, prima di cedere all'abitudine di prendere un sacchetto di patatine e una bibita zuccherata, provo una qualche forma di allenamento, magari con i bilancieri.

Allenarsi non significa che devo iscrivermi a una palestra di fitness e sollevare pesi veramente grevi come fanno i professionisti o aspiranti tali. I miei migliori allenamenti sono divertenti perché scelgo io stesso l'attività che preferisco al momento e che di volta in volta posso anche variare. L'idoneità fisica non ha bisogno di essere lancinante ma qualcosa che in primo luogo mi piace fare e che non ho bisogno di sforzarmi di iniziare e portare a termine.

Ecco alcune attività che mi procurano un buon allenamento; ne scelgo una, due o quante voglio, in base anche a dove mi trovo, ma solo quelle che ritengo siano divertenti ed entusiasmanti. Mi piace, infatti, camminare, correre, nuotare, andare in bici, fare jogging, praticare lo yoga - soprattutto il Saluto al Sole, Surya Namaskara, osservando il sole naturalmente - il tennis da spiaggia, sciare, pattinare, la camminata nordica, sollevare pesi leggeri, ballare, la danza del ventre, la ginnastica aerobica, il sesso, le arti marziali miste, il karate, il judo, il taichi, il taekwondo, la boxe, il kickboxing, andare in kayak, la vela, il tiro con l'arco, le arrampicate, il paracadutismo e cantare.

Questi sono solo alcuni dei più comuni sport o attività fisiche che pratico ogni giorno in tutto il mondo. Ci sono tanti tipi di attività fisiche quanti sono i giorni dell'anno e forse anche di più. Trovo quindi ciò che il mio corpo brama e faccio pompare forte il mio cervello insieme al mio cuore.

Non penso proprio di dover rallentare perché sto invecchiando, anzi. Prendermela comoda mi arrugginisce. Un corpo sano mi porta ad avere una mente più sana, indipendentemente dalla mia età.

Vuoi un esempio di 2 potenti esercizi semplicissimi? Vedili nel mio canale YouTube: Le Pacche e Lo Scuotimento

STIMOLO LA MIA MENTE CON I GIOCHI

Quando sono costretto a guardare gli stessi quattro muri giorno dopo giorno sono ad alto rischio di depressione e di una miriade di altri problemi psicologici, perché sono privato della stimolazione mentale che mantiene la mia mente al massimo della forma. Poiché il mio cervello umano si è evoluto gestendo e per gestire così tanti stimoli, in realtà esso degenera se non è stimolato. Il mio cervello è un muscolo e se non uso i miei muscoli essi decadono e diventano fragili e deboli. Non voglio proprio indebolire uno degli organi più importanti del mio corpo, la mia centralina di funzionamento.

Uno dei modi più accessibili di stimolare la mente è attraverso i giochi e non sono mai troppo vecchio per i giochi. Questo è il fatto: non smetto di divertirmi con i giochi perché oramai ho raggiungono una certa età. Non penso proprio che da adulto dovrei focalizzarmi solo su cose serie e adulte, non è così e oltretutto non è neanche possibile; sono quello che sono da quando sono nato, mi sono sviluppato ma sono sempre lo stesso, mi piacciono le stesse cose e ho gli stessi impulsi di sempre. Cambierò quando tutto cambierà.

La verità, inoltre, tornando a prima, è che se voglio essere capace di focalizzarmi sulle responsabilità degli adulti e le questioni importanti di una certa età, è necessario che mantenga il mio cervello stimolato e pronto all'azione e il modo più semplice per farlo è giocare. Come da bambino. Sono fantastici i giochi che richiedono altri giocatori, come i giochi di carte e quelli da tavolo in genere, in modo da prendere due piccioni con una fava, perché anche l'interazione sociale è importante per il ripristino cerebrale, ma quando non posso invitare amici o colleghi per tali giochi su base quotidiana, la cosa migliore sono i giochi al computer, al telefonino o playstation.

In questo periodo storico ho tale strumentazione a casa o in tasca. In ogni caso non importa che console di gioco o piattaforma utilizzo in casa o con me, l'importante è giocare. Gioco una o due ore il giorno, durante i momenti di svago e negli intervalli tra una situazione e l'altra. Evito inoltre di esagerare. Giocare tutto il giorno o più di sei ore consecutive è un po' troppo sia per la mia mente sia per la mia salute.

A me piace giocare con i Tarocchi e i Cristalli. Vedi I miei libri: Lettura dei Tarocchi e Benvenuti ad Atlantide.

LEGGO PIÙ LIBRI

Nonostante i molti cambiamenti nel modo in cui, nel mondo di oggi, comunico con le persone e le mie amicizie, trovo comunque sempre uno spazio nella mia routine quotidiana per leggere libri. Non devo più nemmeno comprare libri stampati, perché con il mio tablet, telefonino e lettore elettronico non mi è più necessario farlo. Credo oltretutto in questo modo di salvare le foreste ed evito inoltre di respirare polvere e acari.

Leggo per stimolare la mia mente. Una buona lettura mi lascia, infatti, un'impressione mentale duratura perché stimola sia il lato razionale del mio cervello, seguendo lo svolgimento della storia, sia quello intuitivo, costruendo le immagini che raffigurano la storia, i luoghi e i personaggi, e stimola anche le mie emozioni che partecipano agli eventi. Anche un bel film lo fa, ma mi da già gli scenari e non mi consente di utilizzare la mia immaginazione e capacità di visualizzazione.

Quando infine scopro un autore di grande talento, il libro mi prende completamente e stimola tutti i miei sensi e fantasia, mandando il cervello in saturazione sensoriale, cosa che produce benefici immensi, incrementando con piacere la mia abilità mentale.

Se non prendo in mano un buon libro da qualche tempo e la maggior parte delle cose che leggo sono su Internet o solo per lavoro, mi manca qualcosa e sento il desiderio di trovare una lettura interessante. Adesso con l'auto pubblicazione le possibilità di lettura sono infinite. Libri o ebook, dipende interamente da me cosa leggere, devo solo iniziare a farlo di nuovo.

Ti piace leggere? Ti invito a leggere anche tutti i miei altri libri.

IMPARO QUALCOSA DI NUOVO

Psicologi e terapeuti di campi correlati concordano sul fatto che l'apprendimento continuo è essenziale se voglio mantenere la mia mente robusta e imparare qualcosa di nuovo di tanto in tanto è un modo eccellente per tenere il mio cervello giovane e sull'attenti. Non è necessario che io impari qualcosa di grande all'inizio, inizio semplicemente coltivando l'abitudine di cercare nuove cose da imparare in modo da ripristinare le mie capacità cerebrali. Ecco alcuni ottimi esempi d'inizio.

1. Imparo a suonare un nuovo strumento musicale
2. Faccio un nuovo percorso per andare a lavorare.
3. Scopro un nuovo percorso quando torno a casa.
4. Costruisco un modello di treno o aeroplano o nave.
5. Disegno con la mia mano non dominante.
6. Imparo una nuova lingua straniera.
7. Mi dedico al volontariato in una posizione che richiede di parlare frequentemente e trasmettere informazioni a persone di età diverse e diversi percorsi di vita.

Ad esempio, come assistente al banco informazioni della biblioteca in città. Anche se non so molto sui sistemi d'indicizzazione e come funzionano le librerie, ho il desiderio di imparare qualcosa di nuovo che è sufficiente ad andare avanti, fare il grande passo, e ricavarne i benefici desiderati.

Al momento ho un nuovo lavoro come coach olistico.

SOCIALIZZARE RENDE IL MIO CERVELLO PIÙ FELICE E SANO

Ai nostri giorni lo stile di vita frenetico spesso m'impedisce di incontrare ed entrare veramente in contatto con altre persone. La ridotta interazione sociale è uno dei motivi per cui mi sento stanco, bruciato e privo d'ispirazione a casa e al lavoro. Sono un essere sociale.

Ho bisogno di interagire con gli altri perché se non lo faccio, in realtà nego a me stesso una delle mie unità strutturali più basilari. Socializzare, inoltre, ha in realtà due vantaggi principali.

1. L'interazione regolare sfida il mio cervello e lo stimola. La stimolazione regolare favorisce la formazione di nuove connessioni neurali. In parole povere, se do abbastanza stimoli al cervello, questo ha un motivo per crescere ed espandere la sua rete neurale.

2. Ricerche recenti hanno dimostrato che se non socializzo regolarmente sono a più alto rischio di depressione e altre malattie mentali rispetto a chi si assicura di interagire socialmente su base regolare.

Interagire con le persone con cui voglio stare, mi aiuta anche a gestire lo stress che proviene da casa o dal lavoro. Anch'io come tutti, merito di disconnettermi dalle fonti di stress. Mi merito di essere privo di stress tanto quanto chiunque, quindi non c'è davvero alcuna ragione perché io non mi disconnetta, anche temporaneamente, da qualsiasi sorgente di stress personale.

Posso non essere in grado di disimpegnarmi completamente da queste fonti di stress, ma posso sicuramente separarmi da esse abbastanza a lungo da potermi de-stressare. Ho bisogno di rimanere mentalmente sano se voglio che il mio cervello si ripristini.

Al momento sto socializzando alla grande su molteplici argomenti , sui social.

TESSO STORIE NELLA MIA MENTE

Ho già sperimentato com'è possibile creare facilmente le mie mappe mentali su un pezzo di carta o su un quaderno per schizzi. Mi piace quell'approccio per ripristinare la struttura del mio cervello ed è bello essere in grado di esprimere le mie idee in quel modo. Tessere storie è un'altro esercizio simile, un po' più articolato e lo adoro.

Questo esercizio cerebrale è in realtà piuttosto semplice: quando mi sveglio al mattino, anziché correre in bagno a spazzolarmi i denti, mi siedo sul bordo del letto e raccolgo i miei pensieri. All'inizio ho dovuto metterci un po' d'impegno e pratica per abituarmi, ma alla fine ci sono riuscito e adesso lo trovo molto divertente.

Dopo aver raccolto i miei pensieri, descrivo nella mi mente come mi sento in quel momento e come mi appare l'ambiente in cui mi trovo. Apro la finestra e guardo fuori. Che cosa vedo? E descrivo quello che vedo. Mi fa piacere guardare fuori o non mi piace quello che vedo? E perché? E tesso una storia sul perché mi piace o non mi piace ciò che vedo o sto facendo.

Il trucco è di diventare il più osservatore possibile in modo da iniziare a notare cose che di solito ometto perché do per scontate. Questo esercizio è particolarmente efficace quando sento che il mio modo di pensare è tanto rallentato da aver problemi a prestare attenzione al lavoro o a scuola.

Senza preoccuparmi eccessivamente, è chiaro, perché uno stato mentale di questo tipo è in genere solo il risultato di sottostimolazione e affaticamento. Se so di essere oberato di lavoro è meglio che affronti anche questo problema, per primo magari, altrimenti esercizi come questo non funzionano più di tanto.

Ecco un altro punto importante di cui essere consapevole e da tenere presente. Se un particolare approccio non funziona per me, è possibile che ci siano altri fattori sul lavoro o a casa che m'impediscono di riuscire in quel particolare approccio. In questo caso è davvero meglio che io faccia un passo indietro e valuti cosa m'impedisce di ottenere ciò che desidero e una volta identificato, affrontare il problema prima di passare all'obiettivo principale che è di intraprendere un approccio favorevole al ripristinare la mia capacità cerebrale.

Questa sottofase è essenziale per il mio successo perché se non rimuovo gli ostacoli al mio obiettivo principale, probabilmente fallisco e mi sento ancora più frustrato di quanto lo ero all'inizio.

Adesso torno a tessere storie e questi che seguono sono alcuni suggerimenti che mi do per iniziare.

1. Faccio dell'esercizio un gioco. Cerco nuovi modi per descrivere gli oggetti e le situazioni di ogni giorno. Sfido il mio cervello a escogitare modi strani e forse esotici per descrivere ciò che vedo di fronte a me. Esco dal mio modo abituale di vedere il mondo e spesso mi ritrovo a essere sorpreso di quanto questo sia interessante.

2. Presto attenzione a tutti i miei sensi. So di essere, come la maggior parte delle persone, oculocentrico, ma questo può rivelarsi invalidante se tendo a focalizzarmi solo su ciò che vedo quando ho altri sensi che sono ugualmente efficaci nel ricevere stimoli sensoriali. Quando, pertanto, sto tessendo una storia basata su ciò che provo nella mia vita quotidiana, presto davvero attenzione a tutti i miei sensi.

Se mi trovo in una situazione molto interessante, descrivo quella situazione in termini di ciò che vedo, ascolto, odoro, percepisco sulla pelle e il gusto che ho in bocca, oltre ai pensieri che mi passano per la mente, la percezione dello spazio esterno e interiore e i sentimenti che provo, oltre alla mia connessione con l'universale.

Sfidando il mio cervello in questo modo, lo aiuto a far rivivere la sua creatività naturale e questa è davvero utile in molte situazioni di vita e non solo durante le attività artistiche.

La creatività e il pensiero logico devono incontrarsi ogni volta che sto risolvendo qualcosa. La mia elaborazione mentale è molto più efficace quando logica e creatività interagiscono a proposito di qualsiasi cosa, dai problemi alle sfide al progettare una vacanza.

3. Quando voglio, scrivo tutta la storia nel mio diario ed ecco che mi riaggancio alla strategia che già mi sono raccomandato di portare avanti per il benessere e la longevità del mio cervello. Come già visto, scrivere nel diario è in realtà abbastanza semplice se inizio e a volte la creazione della mia storia è migliore quando la scrivo anziché solamente la penso.

La scrittura mi aiuta a distillare e perfezionare le mie idee, il che è sorprendente quando ho bisogno di organizzarle. Non mi serve un esperto che legga il mio diario per me, ho solo bisogno di scrivere, scrivere e scrivere ancora e il mio stile migliora visibilmente nel tempo.

4. Quando ho appreso per bene l'arte di descrivere gli oggetti e le esperienze di tutti i giorni, mi sfido ulteriormente evitando i miei soliti modi di esporre le cose; elaborando nuove terminologie e strutture sintattiche. Il linguaggio ha infinite permutazioni e non mi limito a un solo modo di descrivere la vita.

MI DO UNA MOSSA

Se mi sento triste e privo d'ispirazione, a casa o al lavoro, senza una ragione particolare, e se penso che ci sia qualcosa a casa o al lavoro che mi deprime, prima di preoccuparmi di star perdendo il controllo della situazione, rifletto sul fatto che il mio cervello probabilmente desidera solo qualche stimolo nuovo e qualche forma di cambiamento nel mio ambiente. Introduco un cambiamento o due o tre nel mio ambiente immediato e il mio cervello apprezza subito il cambiamento.

Se m'immergo per troppo tempo in un ambiente che non cambia, la mia creatività naturale subisce un arresto. Ecco alcuni modi con cui rimonto in sella e mantengo la mia mente agile e scattante.

1. Creo un giardino nel mio cortile, che può essere anche un giardino zen o un laghetto di piante acquatiche. Progettare il giardino dei miei sogni, scegliere le piante e i fiori e realizzarlo davvero è un bene non solo per il mio cervello ma per il mio intero corpo e anche per il mio spirito. Lo plasmo e curo ogni giorno e questo è in più un ottimo esercizio, proprio quello che gli esperti raccomandano di fare per ripristinare le capacità del cervello.

Creando un giardino prendo di nuovo due piccioni con una fava: produco un cambiamento nel mio ambiente e faccio esercizio quotidiano anche senza andare in palestra o a lezione di ballo.

2. Ridisegno il mio salotto, stanza da letto, studio. Di sicuro ci sono sempre cose che vorrei cambiare nei miei spazi di vita a casa. Scelgo una stanza o uno spazio che è gestibile per me e inizio a pensare a come posso cambiarlo in modo che si adatti alle mie preferenze attuali.

3. Se la riprogettazione è troppo complicata o onerosa, acquisto delle nuove opere d'arte da mettere in salotto, in cucina o in camera, oppure delle stampe incorniciate che posso trovare online o visitando qualche mostra privata in città. Spesso, decorare mi va altrettanto bene quanto ridisegnare un intero spazio. A volte, alle stampe o quadri preferisco i bonsai o alcune belle piante ornamentali in vaso.

Mi attengo a ciò che funziona per me, che mi piace e soddisfa i miei gusti estetici. Mi assicuro sempre che ciò che aggiungo al mio spazio vitale migliori l'umore e la prospettiva generale dello spazio che ho modificato ed il conseguente riflesso interiore. Essere soddisfatto del mio sforzo, fa parte dell'esercizio di ripristinare il mio cervello.

Vuoi rimettere in ordine casa? Dai un'occhiata al mio libro: Casa Dolce Casa Vendesi.

STIMOLO I MIEI SENSI

Come ho già detto, proprio come la maggior parte delle persone anch'io sono oculocentrico e utilizzo prevalentemente gli occhi per ottenere le informazioni dall'ambiente circostante. Va bene, ma ciò non significa che devo trascurare tutti gli altri miei sensi.

Se voglio che la mia mente sia forte e agile, essa deve ricevere continuamente stimoli da tutti i miei sensi, ma non è sufficiente che io odori, oda, assapori e percepisca le cose a caso durante il giorno, devo anche esserne consapevole, presente e in grado di catalogarle e sfidare i miei sensi creando nuove esperienze per me stesso.

Lo faccio abbastanza spesso e il mio cervello inizia e continua a creare nuove connessioni neurali perché riceve stimoli sensoriali unici e nuovi. Continuo a sorprenderlo, così ha un motivo per rimanere agile con l'avanzare dell'età.

Ecco alcune tecniche che pratico per iniziare.

1. Visito un negozio di fiori e li annuso. Descrivo i fiori e la fioreria in generale utilizzando solo il naso. In questo tipo di situazione, il mio naso agisce per così dire come i miei occhi ma non faccio affidamento su questi ultimi per le informazioni; annuso l'aria per le risposte.

2. Vivo in un quartiere relativamente attivo e mi siedo di fronte a casa a occhi chiusi. Questa volta sfido il mio senso dell'udito. Ascolto i dintorni e dipingo un'immagine nella mia

mente. Che cosa capisco solo ascoltando ciò che mi circonda? Riesco a immaginare cosa succede in questo momento solo ascoltando il mio ambiente immediato? Posso dire cosa sta succedendo davanti a me, anche se i miei occhi sono chiusi? Sì, lo posso e ciò che ne ricavo è sempre vero per me.

Dopo questo piccolo esercizio, prendo il mio diario e inizio a scrivere della mia esperienza. Questo è un ottimo modo per stimolare non solo i miei sensi, ma anche i miei centri creativi e logici.

3. Adesso stimolo il mio senso del tatto, cosa abbastanza facile. Apro il mio armadio e tocco i vari tessuti degli abiti che possiedo. Descrivo ogni tessuto mentre tocca la mia pelle. Confronto la sensazione tattile di quando tocco qualcosa con le mani alla sensazione di quando la tocco con la guancia. Ci sono differenze marcate che scrivo nel mio diario.

4. Per quanto riguarda il senso del gusto, di solito assaggio solo quello che mi piace veramente mangiare e difficilmente mi avvicino agli alimenti che sono inconsueti, come la zuppa di miso, per esempio. Pertanto, quando vado a fare la spesa, compro sempre alcuni prodotti alimentari che non sono inclusi nella mia solita lista della spesa e nella mia dieta. Acquisto qualcosa di esotico e diverso per stimolare le mie papille gustative abituate e annoiate.

Quando assaggio qualcosa di nuovo, lo assaporo come fanno gli assaggiatori professionisti, con estrema attenzione e presenza, mordendo solo piccole quantità di cibo e muovendolo intorno alla bocca in modo che tutta la mia lingua sia esposta alla pietanza. Come degustando il vino. Ogni parte della lingua rileva un gusto specifico: amaro, dolce, salato, acido e quattro sensazioni tattili che sono il piccante, l'astringente, la consistenza e temperatura. Muovere i cibi in bocca consente alla lingua e palato di esaminare completamente il cibo nei suoi vari gusti e aspetti. Poi, come il solito, scrivo la mia esperienza sul mio diario.

5. A me gli occhi, adesso, i quali, sebbene siano abusati dal guardare tutto il giorno il computer e il telefonino, non significa

che abbiano ricevuto una buona dose di stimoli. Per stimolare i miei occhi, visito luoghi colorati, naturali e non, come una casa di tessuto o un negozio di fiori. Questa volta, utilizzo solo gli occhi per ricordare e descrivere ciò che mi circonda. Quando la prima sosta non è soddisfacente, visito due o tre altri luoghi e poi vado al diario per annotare i miei appunti e altre osservazioni.

RESPIRO COME IL BUDDHA

Siddhartha Gautama o il Buddha, com'è conosciuto in tutto il mondo, è ben noto per la sua capacità di meditare per lunghi periodi.

La meditazione Zen e altre pratiche meditative correlate sono ugualmente ben note per insegnare un metodo di respirazione profonda che può davvero alleviare lo stress, allontanare la stanchezza e aumentare la concentrazione.

Il respiro profondo e ritmico è la pietra angolare della meditazione e del saper respirare correttamente e faccio un mondo di bene al mio cervello dandogli più ossigeno con cui lavorare.

Respirare profondamente e regolarmente significa che sto prendendo più ossigeno ed espellendo, durante l'espirazione, più anidride carbonica e altri gas inerti non necessari.

A volte cado inconsapevolmente nella cattiva abitudine di respirare di petto, forzando l'aria dentro e fuori espandendo e contraendo di molto il torace. Questo è comune a chi come me siede per lunghe ore al computer in una postura poco corretta. Il diaframma e l'area addominale si comprimono e la respirazione non scende più in profondità. Il risultato è: muscoli pettorali contratti, bassi livelli di ossigeno e un senso di affaticamento che solo noi possiamo veramente capire.

A questo punto inizio consapevolmente a respirare

profondamente ed ecco ciò che faccio passo dopo passo.

1. Trovo un posto comodo dove sedermi. A volte sul letto, altre su di una sedia o divano, altre ancora sul pavimento del salotto, sul tappeto o su di un tappetino da meditazione o yoga. Vanno tutte bene, basta che mi sieda e sia in un posto tranquillo lontano da luci abbaglianti e suoni forti.

2. Mi siedo con a schiena ben diritta, sistemando la mia colonna vertebrale come se si trattasse di una pila di monete, mantenendola in costante delicato movimento e flusso perché è solo una pila di dischi intervertebrali. Non serve che io stia diritto e immobile come un bastone, durante l'esercizio, ma tengo la schiena naturalmente eretta poiché una buona postura mi aiuta anche a respirare più facilmente oltre ad essere più presente.

3. Adesso sistemo la testa immaginando che sia collegata a tre grandi palloncini che fluttuano delicatamente verso l'alto. Lascio che questi palloncini mi raddrizzino la testa e il collo in modo che i miei occhi guardino dritto davanti a me. Regolo in seguito la messa a fuoco, delicata, e la mantengo così o chiudo gli occhi.

4. Quando schiena e testa sono diritte e mi sento rilassato e pronto ad iniziare, immagino il mio stomaco come un grosso palloncino che quando inspiro si riempie d'aria. Mentre inspiro lascio, pertanto, che la regione addominale si espanda orizzontalmente mentre la regione toracica si espande verso l'alto. Le due forme di espansione accadono simultaneamente, sono naturali e mi mantengono riposato.

5. Respirare profondamente non significa che devo riempire con forza i polmoni d'aria fino al punto di scoppiare. La respirazione profonda è in realtà solo una respirazione cosciente, con l'obiettivo di ottenere più aria in modo da poter ripulire la mente più facilmente. Quando inspiro l'aria passa dalle narici ai polmoni e viceversa nell'espirazione.

6. Adesso che sono delicatamente impegnato nella respirazione profonda, aggiungo la meditazione che significa semplicemente che presto attenzione a come l'aria si muove dentro e fuori di me e che presto attenzione al fatto che presto

attenzione. Divento consapevole del flusso d'aria e di come mi sento durante l'inspirazione e l'espirazione; della sensazione che provo alle narici, del piccolo e delicato movimento d'aria.

Eseguo questa tecnica di meditazione per alcuni minuti ogni volta. Ventre, narici, spina dorsale, consapevolezza. Da quindici a venti minuti è un buon inizio. Non penso a ciò che sto facendo, lo faccio e basta e lascio la mia mente serenamente e beatamente vuota. Eseguo frequentemente questo esercizio meditativo e il mio corpo si ricorda di respirare profondamente per tutto il giorno e la notte. Ciò aumenta la mia capacità di focalizzazione e ventila le mie sinapsi cerebrali.

T'interessa lo Zen? Dai un'occhiata ai miei libri: Zen il Senso del Non Senso e Semi d'Illuminazione.

PRENDO L'ABITUDINE DI PENSARE

Se ritengo di non riuscire a competere con gli altri in termini di strategia e implementazione dei miei piani, il problema può risiedere nel modo in cui scelgo di elaborare le informazioni.

Se riesco ad adottare una mentalità solida che risolve i problemi, di sicuro tutte le mie ansie e preoccupazioni svaniscono perché sono più interessato a trovare soluzioni reali alle mie situazioni e problemi piuttosto che preoccuparmi di questi, con gran beneficio del mio cervello che funziona su frequenze costruttive e positive.

Il pensiero critico è la migliore strategia mentale per affrontare ciò che mi sta accadendo ed è il massimo della risoluzione dei problemi perché scelgo di essere sistematico quando li affronto.

Se ad esempio ho un problema con il mio consumo di gas domestico, non mi preoccupo più del problema e preferisco invece metterlo giù su carta e pensare ai modi per arrivare a una soluzione. Non devo essere un matematico o uno scienziato per arrivare a buone soluzioni. Tutto ciò che mi serve è il desiderio di pensare in modo critico e sistematico e il resto segue.

Ecco come adotto una mentalità critica.

1. Quando un problema m'infastidisce non lo ignoro o mi preoccupo di esso ma lo scrivo su un pezzo di carta in modo da poterlo affrontare direttamente.

2. Dopo aver annotato il problema reale che desidero affrontare, raccolgo tutti i fatti che lo riguardano. Li scrivo tutti, perché sono questi gli strumenti che in seguito utilizzo per risolverlo. Se non so molto del problema in sé, faccio qualche ricerca o chiedo a qualcuno esperto della situazione. Ascolto ciò che gli altri hanno da dire e memorizzo o registro le nuove informazioni. Quando penso di aver già raccolto abbastanza dati vado al passaggio successivo.

3. Adesso è il momento di fare un passo indietro e mettere fine a tutte le mie preoccupazioni. Mi pongo quindi le domande che seguono e annoto le risposte che elaboro.

a. Che cosa succederebbe se potessi risolvere questo problema?

b. Quale sarebbe la cosa peggiore che potrebbe accadermi se non potessi più farci niente?

c. Che cosa posso fare per rimettermi in sesto dopo questo problema?

Adesso che ho visto e so cosa potrebbe succedere se questo problema non fosse risolto, non devo più preoccuparmi, perché ho risposto alla domanda c., che in realtà è il mio piano di recupero e ripristino. Se le mie soluzioni non funzionano, sto già pianificando in anticipo perché voglio riprendermi da questo problema.

4. Penso a tutte le possibili soluzioni al mio problema. Elenco tutti i possibili rimedi cui riesco a pensare, anche le soluzioni che credo non funzionino, perché a questo punto ho bisogno di tutte le formule possibili di successo. Non mi limito quindi ad una manciata di soluzioni. Se posso elencarne cento, lo faccio.

5. Scelgo una soluzione che penso possa funzionare e la provo. Se il problema è risolto, mi do una pacca sulla spalla e congratulo con me stesso e il mio pensiero critico che mi ha già ripagato; se la mia prima soluzione non funziona, significa semplicemente che devo tornare al mio elenco e selezionare un'altra soluzione. Continuo fino a quando il problema è risolto.

Vedi il mio libro: Immagina.

ASCOLTO REGISTRAZIONI DI AUTOIPNOSI

In questi giorni, le registrazioni d'ipnosi stanno guadagnando molto terreno perché l'ingegneria dell'audio impiegata da ipnotizzatori professionisti è migliorata notevolmente. In passato, il loro impegno era di integrare i diversi elementi nelle sedute d'ipnosi personale con i loro pazienti. Oggi posso scaricare letteralmente un'intera libreria di grandi registrazioni d'ipnosi da Internet.

Tutto ciò di cui ho bisogno per ascoltarle e beneficiarne è il mio PC, laptop, qualsiasi lettore MP3 o telefonino. Quest'ultima opzione è la mia preferita, mi carico o scarico le registrazioni e le ascolto quando e dove voglio e ogni volta che ho tempo.

L'ordine dei medici sostiene da moltissimo tempo l'utilizzo dell'ipnosi in psicoterapia.

Le registrazioni d'ipnosi di solito utilizzano tre elementi: la sceneggiatura, una traccia musicale d'ambiente e i riverberi che contribuiscono ad approfondire l'esperienza ipnotica.

L'ipnosi mi aiuta in molti modi a ripristinare le mie capacità cerebrali e quelle che seguono, sono alcune delle situazioni in cui la impiego.

1. Quando ho necessità di aumentare il mio livello di concentrazione.

2. Quando ho bisogno di essere più creativo o libero con le mie idee e di esprimermi tramite le parole o l'arte visiva o la

musica.

3. Quando sento di dover essere più organizzato con i miei pensieri e parole.

4. Quando mi manca la fiducia di esprimermi creativamente di fronte agli altri.

L'ipnosi è la progenie di molte discipline diverse come la psicologia e la psicoanalisi e si basa sul principio fondamentale che la mente umana è abbastanza forte da riprogrammare se stessa con gli strumenti giusti.

L'ipnosi è solo uno strumento e dipende sempre e ancora da me se voglio accettare le affermazioni positive contenute nel copione di una seduta d'ipnosi. Infatti, l'ipnosi non funziona se non voglio accettarla o credo che non funzioni.

Alcuni ambienti della cultura popolare definiscono l'ipnosi come un corredo d'incantesimi magici che prendono il pieno controllo della mia mente; in realtà è il contrario, la magia utilizza l'ipnosi, pertanto non importa quanto sia potente una sceneggiatura ipnotica, posso ancora dire di no se in primo luogo non mi piace quello che sento e mi fa provare.

Preferisco l'ipnosi ad altre forme di programmazione mentale. Se devo ad esempio scegliere tra l'ipnosi e i messaggi subliminali, prediligo la prima, sia perché il subliminale sembra ancora in fase sperimentale con studi sparsi sull'argomento, sia perché mi sento meglio quando so cosa lascio penetrare nel mio subconscio. L'ipnosi, d'altra parte, è già effettivamente utilizzata anche negli ospedali di tutto il mondo ed è riconosciuta non solo dalla professione medica, ma anche dalla maggior parte delle terapie alternative da questa approvate oggi nel nostro paese.

ESPLORO I METODI DI LETTURA VELOCE

La lettura veloce è in realtà solo un modo di leggere il testo utilizzando un sistema che mi consente di ottenere la maggior parte delle idee in singoli paragrafi senza leggere il testo normalmente, parola per parola.

La lettura veloce, come altri sistemi autodidatti, è altamente raccomandata perché consente al cervello di apprendere nuove competenze e mette in discussione il sistema preesistente di raccolta e elaborazione delle informazioni dal testo in lettura.

PARLO AL MIO SUBCONSCIO

La mia mente è suddivisa in due parti principali: il centro cosciente o logico e il livello subconscio o irrazionale. Da bambino, il mio livello di pensiero subconscio era spesso più potente del centro logico cosciente, il che spiega perché ero incline ai voli di fantasia. Crescendo mi è stato insegnato a sopprimere il pensiero inconscio perché sede dei miei desideri più profondi. Questi desideri spesso si scontrano con ciò che la società ritiene accettabile e corretto, ma la sede subconscia della mente è anche la sede della mia creatività e curiosità naturale che se continuo a sopprimere e disconnettere coscientemente finisce col ridurre la propria funzionalità fino a spegnersi.

Una strategia bellissima per riconnettermi con il mio subconscio, così semplice da sembrare ovvia, è parlargli. Può sembrare bizzarro, ma in questo modo ricavo davvero un'enorme quantità d'informazioni e saggezza. Parlo al mio subconscio assegnandogli una voce e a volte gli do anche una forma, un viso, costruisco un personaggio e ne faccio il mio amico, compagno, subconscio.

Parlo con il personaggio nella mia mente. È chiaro che sto parlando con me stesso, ma con un lato di me alquanto sconosciuto e applico uno sforzo in più per capirne i significati, il linguaggio, i simboli e cosa vuole dirmi la mia mente subconscia. Conversiamo prima di andare a dormire, così la notte porta consiglio; conversiamo al risveglio, quando la mente è fresca e riposata; conversiamo quando è necessario, così utilizzo l'immensa mole d'informazione e conoscenza racchiusa nel lato subconscio della mia mente. Che cosa vuoi dirmi? Parliamone.

RISOLVO I ROMPICAPO REGOLARMENTE

Una volta non mi piacevano i rompicapo; sono progettati per confondermi e ci vuole molto tempo a volte prima di risolverli completamente. Ma a prescindere da ciò che potevo pensare a proposito di questi giochi in generale, risolvere i rompicapo è ancora un modo fantastico per ripristinare le capacità del mio cervello.

Quando risolvo i cruciverba, il Sudoku, i rebus e altri degli infiniti rompicapo disponibili, sfido il mio cervello in modi in cui non è mai stato sfidato prima, consentendogli così di utilizzare nuove risorse cognitive per arrivare al risultato corretto. La frustrazione che provo quando sto risolvendo i rompicapo è in realtà della mia mente che cerca risposte. Sono frustrato perché in superficie non ottengo le risposte immediatamente, ma nel profondo la mia mente sta ancora lavorando a tutta potenza e instancabilmente per risolvere il rompicapo stesso.

Il momento migliore per risolvere i rompicapi è durante i tempi morti, brutto modo di dire, che sono tra una situazione e l'altra, negli intervalli quindi. I tempi morti sono i momenti di tempo libero che si verificano durante la giornata e possono durare minuti o ore, a seconda della situazione.

Se ad esempio devo aspettare 20 minuti per l'arrivo dell'autobus, inizio una partita di Sudoku e comincio a risolverlo. Il mio telefonino è saturo di fantastici giochi scaricati gratuitamente dalla rete. Scelgo quelli che ritengo interessanti e ci gioco quasi ogni volta che sono libero.

Ovviamente, ottengo i maggiori benefici cerebrali quando risolvo i rompicapo per lunghi periodi; la pratica perfeziona in mio ingegno e fortifica il mio cervello. A volte posso giocare solo 5 minuti al giorno; anche questo va bene, mi mantiene sulla strada giusta e nel tempo i benefici si sommano. Sembra sia proprio così.

SONO PIÙ CONSAPEVOLE DI CHI SONO

Quanto bene conosco me stesso, a parte le solite cose come ciò che mi piace mangiare, che vestiti considero alla moda, gli studi che ho fatto e così via?

Se penso che questo sia un fattore poco importante riguardo al ripristino delle capacità del mio cervello, mi sbaglio perché in realtà importante lo è. Una mancanza di autoconoscenza aumenta, infatti, il rischio di cadere nella trappola di lasciare che credenze inutili assumano il controllo di come penso.

Quando ho un sacco di bagaglio emotivo e false credenze, la mia mente tende a dare la priorità a queste convinzioni ben consolidate, anche quando non contribuiscono al processo di risoluzione dei miei problemi. Migliorare la consapevolezza che ho di me stesso, aumenta letteralmente la capacità di ripristino del mio cervello perché, da adesso in poi, non sono ostacolato dal bagaglio emotivo e da false convinzioni di base.

Vedi il mio libro: Il Segreto della Meditazione.

LA MOTIVAZIONE PERSONALE È ESSENZIALE

Se voglio imparare qualcosa di nuovo o risolvere un problema particolarmente difficile, devo dirmi e convincermi che posso farlo, in modo che il mio cervello risponda di conseguenza. Uso la mia immaginazione a mio vantaggio.

Il mio cervello non è in grado di discernere tra ciò che l'immaginazione e ciò che sta accadendo nella realtà ed è ben capace di accettare quello che immagino come realtà. Se, quindi, motivo me stesso immaginando davvero di poter risolvere un problema, sono in grado di farlo.

Il modo più semplice per motivare la mia mente è creare affermazioni positive. Queste sono semplicemente credenze che ripeto a me stesso nel momento del bisogno.

Ecco alcuni esempi di affermazioni positive che utilizzo.

Sono un autore di bestseller.

Dimagrisco fino a 70 kg in pochi mesi.

Abbasso la mia pressione sanguigna in modo naturale.

Riduco il mio colesterolo attraverso una dieta appropriata.

Sono fiducioso in ogni situazione sociale.

Posso risolvere facilmente i problemi di matematica.

Vendo qualsiasi cosa a chiunque.

Sono il miglior impiegato di questa compagnia.

Sono il migliore in quello che faccio.

Risolvo problemi come un vero esperto.

Libero il leader che è in me.

Le affermazioni positive tendono a concentrarsi su ciò che voglio realizzare nel presente e conseguentemente nel futuro. Mi mantengono radicato e motivato perché anche se incontro difficoltà in quello che faccio, le mie affermazioni positive rimangono invariate.

LO STRESS ALLA FINE RIDUCE LE MIE CAPACITÀ CEREBRALI

Lo stress non è una malattia, né qualcosa che posso regalare ad altri come il virus del raffreddore. Lo stress è in realtà una naturale risposta fisiologica del corpo ed entro in stress quando sento di essere in pericolo. Migliaia di anni fa, lo stress come risposta fisiologica era molto utile perché i miei antenati vivevano in ambienti ostili, sembra.

Lo stress come risposta fisiologica è lì come parte del pacchetto dell'istinto di sopravvivenza che la vita ci ha dato in dotazione e si attiva e disattiva normalmente quando sono in grado di uscire dal pericolo o affrontare ciò che mi sta minacciando.

Se ad esempio una tigre minaccia me e la mia unità familiare, lo stress entra in gioco perché devo essere più aggressivo dell'aggressore o allontanarmi dal pericolo al più presto ed il più velocemente possibile. Quando non c'è più la tigre, non c'è più neanche lo stress e corpo, mente e spirito tornano alla normalità mentre la risposta fisiologica al pericolo si dissipa.

Come essere umano sociale mi sono evoluto a passi da gigante in certi aspetti del mio vivere, ma in certi altri sono rimasto lo stesso di sempre e uno dei miei grandi atti di successo è di continuare a ricreare un ambiente che mi consenta di entrare in stress, anche se apparentemente manca la necessità esterna scatenante. I fatti e problemi del vivere sono complessi e s'intersecano e tendo a sentirmi stressato, anche se la fonte di stress è a chilometri di distanza, come ad esempio al lavoro o ad anni di distanza, come ad esempio quand'ero bambino o come sarò in tarda età.

C'è una grande differenza tra lo stress da pericolo reale e lo stress di questi giorni e mi sembra di non trovare più l'interruttore per spegnerlo; spesso, infatti, sono stressato anche mentre dormo. A volte sono così stanco di dover affrontare e gestire gli ormoni dello stress e tutti gli altri cambiamenti che mi accadono quando sono in uno stato stressato, che alla fine il mio corpo si ammala. Lo stress uccide anche la mia acuità e concentrazione mentale, perché corpo, mente, emozione e spirito sono tutti preoccupati a sostenere la risposta fisiologica dello stress alla minaccia o pericolo, reale o immaginario.

Lo stress prolungato per un periodo di anni può effettivamente danneggiare il mio cervello ed è bene che lo tenga presente, soprattutto quando mi lascio andare allo stress così tanto da sentire che sto per esplodere o collassare dalla pressione crescente.

Devo dare priorità alla gestione dello stress sul lavoro, a scuola e a casa più di ogni altra cosa. Lo stress è il killer segreto numero uno e lo stress eccessivo è riconosciuto contribuire a condizioni degenerative gravi come l'ipertensione e altre malattie cardiovascolari.

Ma sono pronto ad affrontarlo ed ecco come faccio.

1. Se ne ho la capacità, prendo il controllo della situazione attuale. Posso non avere tutto il potere di risolvere le situazioni che non mi piacciono, ma c'è sempre spazio per l'azione personale. Se sono disposto ad agire e parlare, di solito c'è sempre qualcosa che posso contribuire per risolvere una situazione stressante. Se ad esempio sono sempre stressato a casa perché scopro che tutto è sottosopra, invece di reagire eccessivamente e urlare a tutti, tengo semplicemente un consiglio di famiglia in modo da trasmettere le mie lamentele con chi è responsabile della confusione e mio conseguente

stress. Dopo aver trasmesso le mie lamentele, uso la mia mente critica per redigere possibili soluzioni al mio problema. Di solito, lo stress si dissipa quando ognuno ha finalmente messo in tavola i propri problemi e una soluzione è in arrivo. Questo approccio mi si addice meglio del fingere che non ci sia nulla di sbagliato o di diventare pazzo ogni singolo giorno; in entrambi i due ultimi casi sono, infatti, in perdita perché sono ancora stressato e il problema non è stato risolto.

2. Stabilisco obiettivi utili e raggiungibili. Tanti esperti contemporanei predicano che fissare gli obiettivi è essenziale se voglio realizzare qualcosa in questa vita. Alcuni sono anche così audaci da dire che più obiettivi ho, più mi realizzerò nel futuro. Realizzare obiettivi è senz'altro un buon modo per rendere manifesti i miei sogni ma troppi obiettivi contemporaneamente mi causano anche un enorme stress. Vivo in un tempo di gratificazione istantanea che attribuisce un valore elevato a cose che portano benefici immediati e tendo a dimenticare che le cose buone richiedono tempo per manifestarsi e nulla viene mai realmente dato in un istante.

A volte provo il prurito insaziabile di concedermi sempre più cose belle nel breve termine e questa è la mia causa principale di esaurimento e stress, che hanno effetti deleteri sul mio cervello e salute, e questo è esattamente il motivo per cui creo meno obiettivi per me stesso. Mi attengo agli obiettivi che so mi porteranno ricompense accumulate e scarto il resto per il momento. Avere meno obiettivi significa che non sono costretto a lavorare su obiettivi diversi contemporaneamente.

3. Imparo ad allontanarmi da ciò che mi causa stress. Lo stress di per sé non è qualcosa che si confonde con l'aria e infetta tutti; lo stress è sempre causato da qualcosa. Posso non essere in grado di individuarne la causa adesso, ma sono sicuro che questi fattori causali siano tutti intorno e dentro di me. Il trucco, come ho già visto, è di identificare innanzitutto cosa mi causa stress a casa o al lavoro e una volta identificato procedere a disconnettermi regolarmente da quella fonte in modo da potermi ripristinare.

Disconnettermi dai fattori di stress non è per niente difficile; se ad esempio i figli mi danno dolore con tutte le brutalità che commettono, mi disconnetto dalla situazione stressante facendo una breve passeggiata fuori di casa. Cammino per cinque o dieci minuti e poi torno indietro a risolvere il problema. Tuttora mi sorprende quanto la disconnessione dallo stress mi aiuti a gestirlo; la mia mente è più chiara e tutte le emozioni aspre e negative dentro di me si dissipano insieme allo stress e il mio cervello si rilassa e sorride.

4. Non pretendo de essere Superman. Lo ammetto: non posso essere sempre un perfetto marito, impiegato, genitore, giocatore, figlio o imprenditore. Ci sono momenti in cui le mie energie mentali e fisiche non sono sufficienti a realizzare tutto questo. Se mi sento vicino a diventare un disastro in tutte le cose che faccio, mi fermo. Esatto; smetto proprio perché ho bisogno di rivalutare ciò che è veramente importante nella mia lunga lista di cose da fare.

Se sento, costantemente, di dover essere in tre posti contemporaneamente, c'è qualcosa di gravemente sbagliato nell'assetto che ho dato alla mia vita. A questo punto controllo cosa deve avere la priorità e decido ciò che posso lasciar andare per il momento. Ad esempio, non è la fine del mondo se non posso partecipare a una raccolta fondi popolare perché devo occuparmi dei bambini o del cane.

È davvero una questione di dare la priorità alle cose che posso fare e a questo riguardo creo diversi livelli di priorità. Il primo livello è composto dalle cose che devo fare adesso, perché ci saranno conseguenze se non realizzo queste cose; il secondo livello è composto dagli elementi che devo realizzare presto, ma posso ancora attendere alcuni giorni o settimane; e, infine, il terzo livello è composto da ciò che posso affrontare adesso, ma che in realtà non comporta conseguenze di vasta portata se lo lascio fuori per un tempo indefinito.

HO FAME DI NUOVE INFORMAZIONI

Spesso, mi ritrovo a ignorare le cose che accadono intorno a me perché penso di avere troppo in ballo in questo momento per essere curioso. Se voglio un solido ripristino delle mie capacità cerebrali, uno dei modi più semplici per stimolare regolarmente il mio cervello è porre domande. Domande che non devono essere pionieristiche o veramente complicate; devono solo essere frequenti, in modo che il mio cervello sia spesso stimolato. Se ad esempio vedo un ragazzo dare a una ragazza un mazzo di fiori e la ragazza che lo riceve non riesce a stabilire un contatto visivo e nemmeno parla e l'uomo inoltre non reagisce al fatto che la donna non sembra essere interessata a ciò che è appena successo, che tipo di domande possono sorgermi nel vedere una situazione come questa? È comunque veramente importante che io non mi lasci coinvolgere dalla situazione che osservo; sto semplicemente stimolando la mia mente ponendomi una moltitudine di domande. Se riesco a rispondere va bene; significa che il mio cervello è pronto a ricevere successivi stimoli e richiama a tutta velocità gruppi di fatti e comprensioni dalla mia memoria per rispondere alle mie domande. È un piccolo esercizio che pratico anche quando guardo la televisione, sia con i notiziari sia con i film; ci sono sempre intrecci nella storia attuale o nella trama del racconto che continuo a indovinare fino alla fine del programma.

DO LA PRIORITÀ AL MIO RIPRISTINO CEREBRALE

Il ripristino delle mie capacità cerebrali è un evento che non accade da un giorno all'altro e anche se gioco a solitario per tutta la notte, aumenta poco a poco. È un processo continuo, molto simile al bodybuilding, che richiede lavoro regolare sui muscoli del cervello per ottenere i risultati desiderati, che sono equivalenti alla quantità di sforzo che metto nel ripristinare la mia capacità cerebrale.

Questo mi porta a un punto fondamentale di tutto il mio lavoro, che sintetizzo con questa frase: è necessario che io abbia un piano d'azione per assicurarmi di non dimenticare mai che sto concretamente cercando di ripristinare le mie capacità cerebrali. Se non posso impegnarmi in cambiamenti rilevanti nel mio stile di vita, scelgo almeno alcune strategie che ritengo siano per me sostenibili e attuabili.

Se ad esempio non posso impegnarmi ad acquistare supplementi naturali per il cervello e cibo biologico, almeno mi riposo abbastanza ogni giorno e cerco di evitare i cibi grassi e zuccherati. Se non posso imparare a suonare un nuovo strumento musicale a causa di vincoli di tempo, scelgo una strategia altrettanto valida, come leggere più libri nei momenti liberi o risolvere più rompicapo per stimolare la mia mente e cervello.

Quando faccio piani come questo, scrivo i miei pensieri sul diario in modo da esaminare ed eventualmente modificare il mio piano d'azione, perché posso sempre cambiare le mie strategie se ritengo che alcune di queste non funzionino per me al momento.

UN CAMBIO DI SCENARIO

Come essere umano sono sempre alla ricerca di stabilità e sicurezza, tuttavia ho anche questo bisogno paradossale di ritrovarmi in ambienti diversi in modo da evitare la stagnazione mentale.

Essere in un solo posto per tutta la vita fossilizza davvero la mia abilità mentale. Il mio cervello ristagna e si demotiva e sento l'effetto contratto di rimanere bloccato in un solo ambiente per lunghi mesi o anni.

Come umano non sono un essere solamente sociale ma anche un curioso viaggiatore naturale. Sono felice quando in grado di visitare altri luoghi per conoscere meglio il mondo e, nel processo, me stesso.

Viaggiare non è un lusso, è un bisogno. Quando viaggio, sono spesso una persona più felice, contenta e intelligente perché ho letteralmente visto il mondo e ho più punti di vista e opinioni da condividere con gli altri.

Quando, quindi, voglio oppure ho bisogno di una straordinaria esperienza di apprendimento che ripristini davvero le mie capacità cerebrali, è tempo di pianificare l'itinerario di viaggio di quest'anno. Con viaggio non intendo davvero spendere cifre esorbitanti per visitare paesi lontani. Ovunque io viva, il mio paese offre una grande varietà di posti da visitare che sono sufficienti per me come viaggiatore medio.

Ecco alcune domande guida che mi pongo per aiutarmi a determinare i luoghi perfetti da visitare quest'anno.

1. Che posti ho sognato di visitare da quando ero giovane? È realistico visitare questi luoghi quest'anno? Se sì, quali sono questi luoghi e quando ho intenzione di visitarli?

2. Quali monumenti storici del mio paese desidero vedere? C'è qualche ragione personale per cui voglio vedere questi luoghi storici?

3. Cosa m'interessa di più? Sono interessato alla musica, c'è una città particolare che vorrei visitare a causa della sua storia e della cultura locale?

4. Se potessi scegliere un solo paese che mi piacerebbe visitare per divertimento e riposo, quale sarebbe?

Io ho scelto l'Asia.

NUTRO IL MIO CERVELLO

In questa parte del libro, mi focalizzo su come nutro il mio cervello selezionando cibi sani, specifici e speciali. Il mio cervello ha bisogno di una corretta alimentazione e il proverbio me lo ricorda: il cervello riceve ciò che do al corpo in generale; pertanto, se la mia dieta è principalmente a base di cibo spazzatura ad alto contenuto calorico, privo di sostanze nutritive essenziali, ricco di bevande zuccherine e latticini, non mi aspetto o pretendo che il mio cervello sia brillante come anni fa.

Il mio cervello è un enorme fascio di cellule specializzate che trattengono, richiamano e deframmentano informazioni e mi assicurano di non cadere quando cammino. È il centro stesso dei processi di pensiero e delle emozioni. Se non gli do un'alimentazione corretta o almeno un po' di corretta alimentazione, non posso aspettarmi che sia sempre acuto e creativo.

Ci sono diversi alimenti per il cervello che utilizzo per riportarlo alla sua precedente salute e sebbene questi alimenti non siano stati scelti perché possano guarire fisicamente il cervello, sono noti per migliorare il processo mentale e le varie funzioni cerebrali. Naturalmente scelgo quelli che ritengo possano funzionare meglio con il mio stile di vita e i miei gusti personali e li integro nella mia dieta quotidiana.

Mi rendo anche conto che nessun alimento esistente può ripristinare le mie capacità cerebrali in una settimana; l'approccio naturale richiede pazienza e continuità e per ottenere benefici a lungo termine è quindi fondamentale che io lo integri nel mio stile di vita. Ecco di seguito gli alimenti che utilizzo.

CACAO

L'amatissima barretta di cioccolato è parzialmente derivata dal chicco di cacao. Tuttavia, non mangio abbondanti quantità di cioccolato solo per ottenere il contenuto di cacao.

Ci sono molti prodotti a base di cacao che non sono elaborati tanto quanto le barrette di cioccolato, come le bevande al cacao a base di cacao pressato in barre rigide o polvere fine e altri prodotti alimentari simili.

Sono consapevole del fatto che il cacao non è dolce e burroso come il cioccolato con cui ho familiarità e che in realtà è amaro, ma non sono alla ricerca del gusto, bensì dei benefici per il mio cervello.

La ricerca attuale suggerisce che il cacao - e non i prodotti a base di cioccolato trattato - è in realtà un agente sanitario completo che protegge non solo la mia funzione cognitiva ma anche la mia pelle e il mio cuore.

Il cacao è anche ricco di antiossidanti, necessari per una salute ottimale. Il modo più semplice per ottenere i maggiori benefici da questo secolare alimento salutare è mescolare il cacao in polvere con qualsiasi bevanda esistente, come il caffè, ad esempio.

Non importa il sapore amaro, se non mi piace l'amaro; penso a come il cacao aiuta, a lungo termine, il mio processo di pensiero.

MATCHÀ (TÈ VERDE IN POLVERE)

È da un po' di tempo che ho preso l'abitudine di bere il tè e questa è una buona cosa perché tutte le forme di tè sono ricche di antiossidanti che mi aiutano a prevenire che i radicali liberi prendano possesso dei tessuti sani del mio corpo.

Il tè è una bevanda salutare molto apprezzata che ha dimostrato non solo di prevenire certi tipi di malattie, ma anche di prolungare la vita. In effetti, alcuni anni fa uno studio in Giappone ha dimostrato che chi beve il tè 4-5 volte al giorno vive molto più a lungo rispetto a chi non lo fa.

Faccio un salto di livello e se voglio veramente ripristinare le mie capacità cerebrali, investo in qualcosa di più potente delle bustine di tè commerciali.

Ho bisogno di matcha che in realtà è solo la pianta di tè ridotta in polvere. Mentre la maggior parte degli altri tè sono preparati per infusione, immergendo le foglie di tè in acqua bollente o quasi e rimuovendole dopo un numero di minuti, con il matcha lo mescolo e dissolvo nell'acqua e bevo insieme all'acqua.

Il Matcha è stato a lungo utilizzato nelle cerimonie buddiste e i monaci abitualmente lo bevono per mantenersi in salute e per tenersi svegli durante le lunghe meditazioni. Un componente base del matcha è la L-theanina ed è proprio questo l'alimento che cerco.

I monaci che bevono il matcha sono in grado di concentrarsi sulle loro pratiche meditative per più di 10 ore alla volta a causa del tè che bevono. Mettendo quel tipo di potere di messa a fuoco nel mio lavoro, la mia produttività media aumenta a passi da gigante.

Il matcha contiene anche il gallato di epigallocatechina, che è da anni acclamato come un potente composto anti-invecchiamento, che protegge inoltre anche dalle radiazioni. Lo combino con uno stile di vita sano e di sicuro il mio cervello trae grande beneficio da questo piccolo cambiamento.

BACCA DI ACAI

Ci sono molti prodotti diversi sul mercato che promettono mari e monti, ma nella maggior parte dei casi si dimostrano meno efficaci del previsto. Un'eccezione è la bacca di acai, la quale è utilizzata da così tante aziende diverse che c'è il rischio di apprensione al solo sentirne il nome. Ma non è colpa della bacca se approfitto dei suoi benefici per la mia salute.

La bacca di acai è nella mia lista di alimenti per ripristinare le capacità del mio il cervello per i seguenti motivi.

1. Contiene il più alto livello di antiossidanti naturali rispetto ad altri frutti di bosco disponibili in commercio.

2. Contiene, incredibilmente, alti livelli di proteine, cosa abbastanza insolita per un frutto.

3. A causa del suo profilo nutrizionale è considerata un super alimento.

Per ottenere tutti i benefici della bacca di acai, la mangio fresca o congelata, ma se in quelle forme non è disponibile, mi accontento di cosa trovo sul mercato. Evito, inoltre, i prodotti che affermano di avere una percentuale di bacca di acai, perché non mi servono elaborazioni quando posso averla al naturale.

MIRTILLI

Se non riesco a procurarmi le bacche di acai, passo ad un frutto più conosciuto e ugualmente utile per risanare il cervello: il mirtillo.

Non quello nei dolci, che quando ne mangio troppo procura disagio al mio corpo introducendo alti livelli di zucchero e grassi alimentari.

I mirtilli li consumo freschi, con pochi o nessun additivo. Una tazza di mirtilli al giorno è il supremo multivitaminico naturale offertomi dalla natura.

CHICCHI DI CAFFÈ

I chicchi di caffè sono fantastici come i semi di cacao perché il vero caffè - senza lo zucchero, la panna e tutto il resto che metto nella miscela finale - è in realtà un super alimento a causa dell'elevato numero di sostanze nutritive che contiene. Recenti studi dimostrano che consumare caffè fa bene non solo per il corpo in generale ma anche per il cervello.

In effetti, le ricerche evidenziano che il consumo regolare di caffè aiuta a prevenire le condizioni degenerative senili che colpiscono non solo la stabilità mentale ma anche la struttura stessa del cervello.

Il caffè è un alimento salutare principalmente perché fornisce un flusso costante di antiossidanti e contiene la caffeina, che stimola naturalmente il corpo e il cervello. Per ottenere i benefici del caffè senza incorrere nei rischi malsani di tutto ciò che aggiungo, acquisto chicchi di caffè di alta qualità, li macino e mi preparo il caffè a casa.

Lo consumo senza panna, dolcificanti artificiali o abbondanti quantità di latte e zucchero e sono sulla buona strada per una mente più sana. Do al mio cervello qualcosa che non solo previene le malattie, ma aiuta anche a stimolarlo direttamente.

PRODOTTI ALIMENTARI INTEGRALI

Mi piace mangiare pane e pasta e ho fatto il passaggio completo ai prodotti a base di cereali integrali, in modo da trarre vantaggio dei migliori benefici per la salute mentre mi godo i miei maccheroni o spaghetti a casa. Tutto ciò che è integrale, è per me una buona scelta e mi nutre nel profondo.

Il motivo di questa mia particolare valutazione è che i cibi integrali contengono molte vitamine del gruppo B e i folati.

Queste vitamine sono necessarie per le normali funzioni del corpo e recenti studi dimostrano che con l'aumento dell'assunzione di alimenti ricchi di questi nutrienti essenziali, il richiamo di memoria migliora rispetto a chi non segue diete ricche di vitamina B e folati.

POMODORI

Amo i pomodori, il versatile frutto utilizzato in così tanti piatti che neanche più me ne accorgo, se non quando manca. Il pomodoro è ricco di una sostanza chiamata licopene, un potente antiossidante che si è dimostrato proteggere il cervello e aiutare a prevenire condizioni degenerative come la demenza.

Oltre al licopene, un singolo pomodoro contiene i seguenti nutrienti.

Vitamina C, Vitamina K, Vitamina A, Potassio, Ferro, Triptofano, Vitamina E, Rame, Fibra, Manganese, Niacina.

Questa è in realtà solo metà della roba buona che trovo in un pomodoro. Non c'è, pertanto, da meravigliarsi che sia salutato come uno dei migliori super alimenti al mondo che mi dona un sacco di benefici.

RIBES NERO

Amo il ribes nero e lo mangio regolarmente e sono felice di sapere che ho effettivamente fatto al mio cervello un sacco di bene. Il ribes nero è una magnifica fonte di acido ascorbico, altrimenti noto come vitamina C. La vitamina C non solo protegge i polmoni e il sistema immunitario dai danni degli agenti esogeni, ma aiuta anche il mio cervello a diventare più agile quando elabora le memorie e gli stimoli sensoriali. E anche se non è possibile assumere la vitamina C in modo specifico per il trattamento di gravi condizioni cerebrali, essa è raccomandata come una vitamina in grado di ripristinare le capacità cerebrali nel tempo.

SEMI DI CHIA

Ricercando una fonte vegetariana di acidi grassi omega 3 sono giunto ai semi di chia che sono fonti concentrate di omega 3, che aiuta il mio cuore ad essere più sano e il mio cervello a diventare più efficiente.

I semi di Chia li mangio così nell'insalata, li metto nel pane integrale quando me lo preparo e li integro ovunque nella mia dieta quotidiana.

Lo stesso vale per i semi di lino.

SUPPLEMENTI NATURALI DI RIPRISTINO

Spesso, nei giorni nostri, la frutta, verdura e i cibi in genere che consumo provengono da luoghi lontani; sono coltivati intensivamente, raccolti prima del tempo e maturati in frigoriferi durante il trasporto e contengono in generale meno sostanze nutritive di quanto ne avessero decenni fa. Per questi motivi ciclicamente assumo degli integratori multivitaminici e multiminerali per essere sicuro di apportare il fabbisogno giornaliero al mio corpo, mente e spirito. A questo riguardo sono libero di scegliere quelli che più mi aggradano e le informazioni sono disponibili pressoché ovunque, in rete, al supermercato e in farmacia; ma a proposito del ripristino delle mie capacità cerebrali, ci sono due particolari piante che m'interessano alquanto e sono la Gingko Biloba e l'erba di San Giovanni.

La gingko biloba – che oltretutto è rischio di estinzione e quindi se la utilizzo, contribuisco a salvare la specie - è stata a lungo venerata come una delle meraviglie medicinali per via di tutte le condizioni che la tradizione segnala essa possa beneficiare. Che la gingko biloba, come appunto si dice, curi tutto è da verificare, ma da migliaia di anni l'infuso di questa radice è bevuto per migliorare la concentrazione e il processo del pensiero.

Non ne sono allergico, pertanto cerco e trovo tra i tanti

integratori quello che per me funziona. Studi recenti hanno dimostrato che la gingko biloba incrementa effettivamente l'apporto di sangue al cervello incrementando il flusso sanguigno in genere. È una pianta ampiamente coltivata e per questo sufficientemente economica, rispetto ad altri integratori per lo meno, e l'apporto giornaliero è contenuto in una o due compresse o capsule al giorno.

Più sangue al cervello significa letteralmente più ossigeno e l'ossigeno è cibo per il cervello il quale non ne ha mai abbastanza perché lancia costantemente segnali chimici ed elettrici a ogni parte del corpo per mantenere tutto normalmente in funzione.

L'altro integratore è l'erba di San Giovanni. Questo particolare integratore è in circolazione da qualche decina d'anni e anche se non aiuta direttamente a ripristinare la mia energia cerebrale, è utilizzato contro la depressione e quindi aiuta il mio cervello a rimanere felice e la felicità mi è essenziale se voglio pensare e lavorare bene.

La ricerca provvede le prove che all'assunzione dell'erba di San Giovanni consegue un effetto temporaneo che altera l'umore. Questo significa semplicemente che se mi sento un po' teso o giù, ad esempio da una pressione crescente al lavoro, una tisana di erba di San Giovanni mi aiuta a rimettermi in carreggiata.

Naturalmente, prima di assumere nuovi supplementi alimentari chiedo sempre consiglio al mio medico di base, la quale, in seguito anche alle mie analisi, è ben lieta di indicarmi prodotti e dosaggi. Alcuni integratori, infatti, anche se sono a base di erbe o derivati da piante sono alquanto potenti ed è anche sempre bene sapere se sono ad esempio compatibili con altri integratori o farmaci.

RIASSUMENDO

Perché Presto Attenzione Al Mio Cervello?

Il mio cervello umano è un'incredibile macchina da elaborazione e il numero di connessioni che si sviluppa al suo interno supera le connessioni di qualsiasi super computer a oggi esistente. Sto solo iniziando a capire come funziona questo mio potente organo.

Il cervello è responsabile del normale funzionamento del mio intero corpo umano. Spesso è l'ultimo organo a cedere in situazioni di lesioni e stress estremo ed è uno degli organi più resilienti in circolazione. Anche durante periodi di gravi traumi fisici, il mio cervello umano combatte disperatamente per assicurarmi la sopravvivenza dei tutto il mio corpo.

Come essere umano medio, utilizzo solo una piccola percentuale della mia totale capacità cerebrale e questo significa che c'è una grande risorsa cognitiva dentro la mia scatola cranica che aspetta solo di essere scatenata. Il processo di liberare il vero potenziale della mia mente umana non è poi così complicato e, in effetti, sto già cominciando a farlo. Ripristinare le capacità del mio cervello è in realtà un processo continuo. Non c'è un unico modo per farlo e tutte le strategie sono costruite in modo diverso in conformità a come io rispondo ad esse nei vari cicli della mia vita.

Un'altra straordinaria verità che sono felice di sapere è che quando sfido e stimolo regolarmente il mio cervello umano, esso trova le ragioni per crescere ed espandersi. Aumentano le connessioni neurali e divento più acuto e capace mentalmente, a prescindere da quanti anni ho o quanto sono giovane. Se voglio davvero che accada, mi adopero per farlo accadere con le giuste strategie di ripristino delle capacità del mio cervello.

Una Sana Alimentazione Ripristina Le Mie Capacità Cerebrali

Il primo passo per ripristinare per sempre le capacità del mio cervello è di modificare la mia dieta in modo da mangiare cibi più sani e nutrienti e meno cibi spazzatura. Con cibo spazzatura intendo principalmente prodotti grassi e zuccherati. La maggior parte degli alimenti trasformati è anche povera di nutrienti essenziali e macronutrienti come le proteine, quindi faccio attenzione anche a quelli. Le capacità del cervello iniziano non nel cervello stesso, ma nello stomaco. Il mio corpo e il mio cervello sono sani solo quanto il cibo che mangio.

Bevo Matcha Per Ripristinare La Mia Mente

Tra tutte le bevande commercialmente disponibili sul mercato oggi, poche si avvicinano ai benefici salutari che offre il matcha. Il matcha è in realtà solo tè verde, ma non è consumato come le altre forme di tè commerciale.

Di solito uso il tè che trovo racchiuso in bustine di carta permeabile. Non c'è niente di sbagliato nelle bustine di tè commerciali, ma se voglio davvero ottenere un enorme aumento di antiossidanti ogni volta che mi bevo un tè, è tempo che io trovi un buon negozio di matcha e inizi a riempire di questo i miei armadietti in cucina.

Il Matcha è un tè verde macinato in polvere finissima. Rispetto al tè normale, le piante di tè verde utilizzate per la produzione del matcha sono coltivate all'ombra, al riparo dalla luce solare.

Queste piante coltivate all'ombra producono più clorofilla e aminoacidi rispetto alle altre piante di tè che si crogiolano al sole. I raccoglitori, in seguito, scelgono per la produzione finale, solo le foglie più perfette.

Le fonti matcha più affidabili si trovano naturalmente in paesi come il Giappone, quindi presto attenzione quando acquisto il matcha dai siti web e faccio delle ricerche prima che me lo spediscano a domicilio.

Il Matcha è noto per aumentare l'acuità mentale e la

concentrazione se consumato regolarmente. Infatti, i monaci che sono impegnati in lunghi rituali religiosi, bevono matcha per rimanere svegli e focalizzati e la cosa va avanti da centinaia, se non migliaia di anni, quindi il Matcha ha davvero una lunga storia di efficacia alle spalle. Se il mio medico mi sconsiglia di bere troppo caffè, il matcha è la mia buona alternativa.

Organizzo Le Mie Idee Sparse Con Le Mappe Mentali

Uno dei maggiori problemi che incontro quando cerco di pianificare qualcosa è che ho difficoltà a mettere insieme le mie idee. Il semplice elencare le mie idee non lo risolve. Lo strumento che mi è più utile in questo tipo di situazione è una mappa mentale.

Una mappa mentale è un progetto d'idee organizzato che mi consente di creare schemi espansivi con solo una penna e un foglio. L'idea alla base di una mappa mentale è che posso facilmente pianificare qualcosa se riesco a creare le giuste connessioni tra le moltitudini d'idee che ho in mente.

Non mi è necessario acquistare software specializzato per ottenere questo risultato. Tutto ciò di cui ho bisogno, è un grande foglio di carta, preferibilmente un quaderno per schizzi e una penna o matita o pennarelli. Mi attengo fermamente al metodo di creazione manuale delle mie mappe mentali all'inizio, in modo da avere una vasta gamma di sensazioni e visione d'insieme prima di passare a un software di mappatura mentale più restrittivo e limitato, come quelli al telefonino.

Una mappa mentale è composta dai seguenti elementi: titoli, sottotitoli e idee associate. Tutto qui. Con questi tre elementi principali, organizzo le mie idee assolutamente su qualsiasi cosa.

Pianifico il mio itinerario di viaggio se lo desidero, oppure costruisco quella barca da sogno che ho sempre desiderato. Non importa quanto sia difficile o complesso il problema; con una mappa mentale, tutte le mie idee si organizzano in cluster, gruppi di dati, ordinati per facilitarmi il riferimento e la modifica.

I vantaggi di tenere un diario

A volte soffro di affaticamento e stress a causa del mio lavoro, ma anche se non posso davvero sfuggire alla realtà che devo lavorare per vivere decentemente, posso lo stesso prendere provvedimenti per garantire che la mia mente e corpo rimangano in salute anche quando ci sono crescenti pressioni sul lavoro.

Quando mi sento bruciato dal lavoro e noto chiaramente che anche la mia mente ha sofferto per gli interminabili giorni di dura attività, inizio a scrivere nel mio diario e funziona a meraviglia. Tengo il diario con me e semplicemente riempio le pagine di parole.

Tenere un diario è una delle terapie più a lungo utilizzate contro lo stress e per gestire l'ansia e ora gli esperti stanno anche vedendo che ha benefici per il ripristino delle capacità del cervello. Ecco alcuni dei principali vantaggi di tenere un diario.

1. Mi aiuta a migliorare le mie funzioni cognitive.

2. Scrivere nel diario stimola il mio sistema immunitario, che aiuta a ridurre le probabilità che io mi ammali di indisposizioni comuni come l'influenza.

3. Tenere regolarmente un diario mi aiuta a ridurre gli attacchi di asma, dolore artritico, isteria, ecc.

4. Tenere il diario mi aiuta a combattere l'impatto dello stress sul mio corpo e mente.

Inizio un diario oggi; ho solo bisogno di un bel diario per cominciare. Ci sono innumerevoli negozi e cartolerie che vendono diari superbi a prezzi desiderabili. Navigo su internet e trovo anche là un diario che mi piace davvero e in questo modo, mi diverto sempre di più a scriverci dentro.

Non Dimentico I Sonnellini

Alcune persone mi dicono di non aver bisogno di dormire tanto e che si sentono bene dopo solo 4 o 5 ore di sonno durante la notte. Non solo questa pratica è dannosa per il mio organismo, sembra, infatti, che le probabilità di un attacco di cuore o ictus aumentino quando conseguo solo 5 ore di sonno per notte, ma è anche dannosa per la mia mente umana.

Non importa quanto io sia intelligente o acuto, la mia acutezza mentale subisce un colpo se non concedo abbastanza riposo al mio corpo ogni notte. Il mio cervello umano può solo compensare una quantità limitata di stanchezza, dopo di che si arrende lentamente e cessa di essere efficiente.

Non mi preoccupo se non ho dormito bene negli ultimi anni, c'è sempre la possibilità di recuperare. Tutto ciò che faccio, è modificare il mio schema di sonno in modo da iniziare ad andare a dormire prima, le 22/23 sono ideali per me, e iniziare a svegliarmi prima, le 6/7 sono un orario fantastico per svegliarmi quando sono andato a dormire presto la notte.

Se non riesco a modificare le mie abitudini del sonno in questo momento, il minimo che posso fare per preservare la mia acutezza mentale è di fare un sonnellino ogni giorno. Faccio davvero dei grandi sonnellini a metà giornata.

Riesco a strappare un quarto d'ora di riposo nel bel mezzo della giornata ed è sufficiente per dare al mio corpo e mente il riposo tanto necessario. Riesco a fare un pisolino di 30 minuti o più e ciò mi dà sicuramente benefici immediati in termini di maggiore focalizzazione e elaborazione più rapida delle informazioni.

Medito Per Una Mente Ripristinata

La meditazione è una delle poche pratiche sanitarie alternative che in realtà mi portano risultati immediati quando la pratico. La meditazione è un'arte antica che combina rilassamento progressivo, respiro ritmato e posizioni strategiche.

La meditazione Zen è una delle forme di meditazione più popolari ovunque e mi unisco alle migliaia di praticanti in tutto il mondo. La meditazione in generale non è legata a nessuna credenza religiosa, quindi non mi preoccupo di ciò se mi passa per la testa che questa pratica sia occulta o qualcosa di simile. La ricerca ha dimostrato che la meditazione mi aiuta a concentrarmi meglio sui miei compiti perché elimina naturalmente la nebbia mentale.

In realtà è molto facile iniziare a meditare. Ecco come medito a casa.

1. Trovo una sedia comoda per sedermi e raddrizzo la schiena in modo da non piegarmi o curvarmi in avanti.

2. Mi concentro su un punto sul muro davanti a me per mantenere la testa alta e il collo dritto.

3. Respiro esclusivamente dalle narici e non più superficialmente della bocca, perché il respiro è più pieno se lo pratico dalle narici.

4. Quando inspiro, lascio che la mia regione addominale si espanda veramente e che la regione toracica si espanda in

seguito. Immagino che la mia regione addominale si gonfi dall'interno e voglio che si espanda bene per far entrare l'ossigeno che mi dona la vita.

5. Presto molta attenzione al movimento dell'aria mentre passa attraverso il naso e mi concentro sul movimento stesso durante l'inspirazione e l'espirazione. Questo è tutto quello che faccio. Pratico questo esercizio ogni giorno, da 5 a 8 minuti per sessione, estendendolo fino ad un'ora quando ho tempo e voglia di starmene proprio tranquillo.

Un Corpo In Forma Produce Una Mente In Forma

Un decennio fa, pensavo che il mio corpo fosse nettamente separato dalla mia mente e che questa fosse anche una bella cosa poiché la mia mente aveva una qualche forma di indipendenza dal mio corpo umano. Ci ho creduto fino a quando la scienza medica ha iniziato a smentire questa teoria.

Gli studi attuali mostrano che il legame tra la mente e il corpo è così forte che se accade qualcosa di brutto al corpo, anche la mente subisce un colpo. Il rovescio della medaglia è che se faccio qualcosa di buono per il mio corpo, anche il mio cervello ne ricava dei benefici immensi.

Questo mi porta a capire che per potenziare la mia mente umana ho bisogno di esercizio. Inserisco l'esercizio fisico regolare nella mia routine quotidiana per mantenere il mio corpo e mente in forma e forti. La scienza medica ora consiglia di fare esercizio per tutta una serie di problemi, perché semplicemente funziona. L'esercizio fisico non solo brucia le calorie in eccesso, ma mi aiuta anche a mantenere il mio cervello stimolato e sano.

La connessione mente e corpo è reale, quindi non ignoro questo particolare approccio. Voglio che il mio cervello sia veramente in ordine e lo conseguo rafforzando prima il mio corpo. Il cervello riceve poi gli stessi benefici del resto degli organi nel mio corpo.

Non sollevo bilancieri e altri grevi pesi per conseguire un buon allenamento; ballo e pratico arti marziali miste o quello che voglio. Mi assicuro solo che l'attività che scelgo sia il cardine del mio nuovo regime di fitness fisico. Mi esercito regolarmente 3-5 volte a settimana.

I Videogiochi Ripristinano Le Mie Capacità Cerebrali

Se a trenta o quarant'anni pensavo che i giochi di qualsiasi tipo non avessero più un posto nella mia vita, semplicemente perché ero troppo vecchio per queste cose, mi sbagliavo. Se evito i giochi, tutti i tipi di giochi, perdo una grande opportunità di affinare la mia mente e migliorare le mie capacità cognitive.

Proprio così. I giochi in realtà mi aiutano a ripristinare le mie capacità cerebrali. Non ci sono regole ferree per quanto riguarda i tipi di giochi da giocare. Se mi piacciono i giochi sparatutto in prima o in terza persona, allora con tutti i mezzi, gioco ai giochi di guerra. Se preferisco i rompicapo impegnativi, anche quella è una buona scelta. La cosa importante è che offro alla mia mente la possibilità di esplorare un tipo di stimolo completamente diverso. Quando il mio cervello umano è sfidato da nuove situazioni e problemi, crea effettivamente più reti neurali in modo da potersi adattare più facilmente alle nuove situazioni. Il mio cervello vuole essere sfidato e gode di queste sfide mentali. Non mi preoccupo se sono perplesso quando risolvo enigmi e simili. Il risultato essenziale quando gioco è che sto permettendo alla mia mente di risolvere diversi problemi per me e questo è l'equivalente di un allenamento per il cervello. I giochi tengono il mio cervello stimolato e sull'attenti, pronto per la prossima sfida.

Socializzare È Importante Anche Per La Salute Della Mia Mente

Uno dei modi migliori per ripristinare le mie capacità cerebrali è di socializzare più regolarmente con altre persone. Non chattando al telefono o su Internet, ma incontrandole nella vita reale e frequentando quelle con cui voglio stare.

Isolarmi dagli altri è in realtà abbastanza dannoso per la mia mente umana perché sono per natura un essere sociale. La mia mente umana ha bisogno continuamente d'interazione sociale.

Gli studi attuali lo confermano e, in effetti, recenti ricerche dimostrano che quando, in età che avanza, socializzo regolarmente ho meno rischi di molte condizioni degenerative di salute, come la demenza.

Ciò è possibile perché le normali interazioni sociali sono una fonte naturale di stimolazione sensoriale. Il cervello si nutre delle mie esperienze quando interagisce con altre persone e rimane robusto ed efficiente quando mi assicuro che lo stimolo gli sia somministrato regolarmente.

Non devo spendere un sacco di soldi solo per raggiungere le persone che contano per me. Un semplice ritrovo a casa è sufficientemente buono per il mio cervello. Non spendo un sacco di soldi solo perché voglio socializzare più frequentemente.

Naturalmente, poiché posso permettermelo, mi comporto di

conseguenza, invitando e organizzando, ma per la maggior parte, la mia attenzione è solamente sull'effettiva interazione con amici, colleghi, familiari e nuove conoscenze.

APPENDICE 1

Ripristino Adesso Le Mie Capacità Cerebrali

Ripristinare le mie capacità cerebrali richiede uno sforzo continuo nel tempo. Non ci sono soluzioni rapide di una notte per farlo, ma molte strategie da utilizzare per garantire che il mio cervello sia adeguatamente stimolato dalle attività giuste. Seguo queste grandi strategie e inizio a ripristinare la mia capacità cerebrale adesso.

Sfido uno o più dei miei sensi. Troppo spesso dipendo solo da uno o due sensi, di solito l'udito e la vista. Tuttavia ciò che succede se blocco intenzionalmente i miei sensi principali, è che il mio cervello effettivamente lavora di più per compensare i miei sensi mancanti. Bloccare uno o più sensi è un buon esercizio cerebrale. Pratico questa semplice tecnica di ripristino del mio cervello quando svolgo semplici attività come mangiare o anche quando sto piegando gli origami.

Non finché guido o uso macchinari, ma nel resto dei casi posso tranquillamente bendarmi o tappare le orecchie con i tappi specifici senza incorrere in problemi. Durante l'esercizio, m'immergo nell'esperienza di dover usare gli altri sensi per dare un senso a ciò che sta accadendo. Più a lungo m'immergo nell'esercizio, migliori sono i risultati.

Scopro nuovi usi per oggetti ordinari. Questo è un altro grande esercizio mentale che mi porta un sacco di benefici creativi e non mi costa assolutamente nulla. Funziona identificando un singolo oggetto comune su cui voglio focalizzarmi, come ad esempio una sedia, tavolo, orologio, chiavi, custodia in plastica, telefono, ombre, figurine di plastica o accendino.

Quando ho scelto un oggetto banale, prendo un pezzo di carta e una matita e annoto altri usi, alternativi, per l'oggetto che ho scelto.

Non annoto cose che già conosco, come ad esempio che uso la sedia per stare seduto. Penso agli utilizzi stravaganti e folli per l'oggetto comune che ho scelto. Se trovo 10 usi, cerco di scriverne altri 10. Scrivo fino a quando la mia vena creativa è completamente prosciugata, quindi passo al successivo oggetto consueto.

Mi lancio in un'avventura sensoriale. Vivo molto centrato sulla vista e mi fido dei miei occhi più che di tutti gli altri miei sensi. Questo mi porta a lungo termine a stagnazione mentale e ridotta acuità. Ho bisogno di usare tutti i miei sensi se voglio mantenere la mia mente brillante. E lo faccio in tanti modi.

Ad esempio, visito una pasticceria in modo da assaggiare biscotti e pane che non avrei mai pensato di acquistare per me. Sfido il mio olfatto con gli occhi bendati e un amico che mi porta delle cose da annusare che devo identificare solo a naso.

Voglio ampliare i miei altri sensi in modo da sfidare ulteriormente il mio cervello a fornirmi la risposta corretta. Mi avventuro facilmente in un'avventura sensoriale ovunque, a casa o in viaggio. Pratico questo esercizio una o più volte la settimana e sono sulla buona strada per ripristinare le mie capacità cerebrali.

APPENDICE 2

Come Ripristino Le Capacità Della Mia Mente

Come adulto, sogno spesso di essere di nuovo mentalmente acuto e agile. Sfortunatamente, le mie cattive scelte di stile di vita e anche le mie peggiori abitudini di pensiero causano un progressivo declino mentale al punto che sento di non poter più organizzare bene le mie idee o esprimermi in modo creativo. Non deve essere così, perché miglioro effettivamente l'energia del mio cervello giorno dopo giorno usando semplici strategie. Ecco alcune delle tecniche che utilizzo per ripristinare le mie capacità mentali.

Cambio la mia dieta. Se voglio una mente sana, prima devo avere un corpo sano e il modo più semplice per ottenerlo è migliorare e modificare la mia dieta esistente. Quando mangio cibi sani quotidianamente, la mia mente è abbastanza acuta e tutto ciò che devo fare è eseguire alcuni esercizi mentali per ripristinarla un po' di più. Quando mi capita di non mangiare bene, appena posso cambio subito alimentazione eliminando tutto ciò che è elaborato e attenendomi a pasti sani fatti in casa. Più cucino a casa, più ho controllo su ciò che faccio entrare nel mio corpo. Se mango fuori, sono limitato dal menu del ristorante o bar. Quando faccio la spesa, inoltre, scelgo un arcobaleno di frutta e verdura e alimenti biologici; mangio noci e frutta secca e yogurt, tutti alimenti buoni per il mio cervello.

Dormo adeguatamente ogni notte. Nulla può impantanare il mio cervello più dell'esaurimento fisico. Il mio corpo ha bisogno di riposo adeguato se voglio che la mia mente sia forte e agile. Inoltre, anche la mia mente ha bisogno di riposare. Om. Come adulto, in genere, ho bisogno di 7 o 8 ore di sonno ogni notte. Vado a dormire relativamente presto e mi sveglio presto. Questa è la mia pratica migliore. Produco più risultati al mattino, quindi mi sveglio presto ogni giorno. Se dormo meglio, la mia capacità cerebrale migliora sicuramente in breve di tempo.

Ascolto musica. Se mi sento sempre affaticato e ansioso a causa delle crescenti pressioni sul lavoro, il modo migliore per affrontare lo stress è ascoltare musica. Se sono in grado di gestire bene lo stress, la mia mente rimane in salute, forte e creativa. Se lascio che le pressioni al lavoro mi tocchino e penetrino, la mia mente s'impantana e mi sento sempre stanco e debole. Scelgo un genere musicale che mi rilassi e alterno brani emozionanti con altri più dolci. Ascoltare la musica deve essere terapeutico e non eccessivamente stimolante. Ascolto la musica prima di andare a letto, così mi addormento più facilmente. La musica calma la mia mente stanca e mi aiuta a riposare tutta la notte.

APPENDICE 3

Ripristino Le Mie Capacità Cerebrali

Quando voglio ripristinare le mie capacità cerebrali, so che non lo posso fare in una notte e che per ottenere risultati rapidi devo lavorarci regolarmente. Ripristinare le mie capacità cerebrali è come fortificare i miei muscoli; devo allenare il mio cervello frequentemente se voglio che diventi più grande e forte.

Ecco alcune delle strategie che utilizzo per iniziare col piede giusto.

Gioco e risolvo i quiz. Le ricerche attuali evidenziano che i giochi sono molto efficaci nello stimolare e sfidare la mia mente umana. Oltre ai videogiochi e ai giochi più convenzionali come gli scacchi, risolvo enigmi come il cruciverba, il Sudoku, i rebus e altri. Più il gioco è impegnativo, più il mio cervello lavora per trovare le soluzioni giuste e quando il cervello è sotto sfida, crea nuove connessioni neurali per adattarsi alla crescente necessità di elaborare informazioni complicate. Ci sono innumerevoli programmi di gioco sul mercato che offrono eccellenti soluzioni stimolanti. Naturalmente scelgo quelle che ritengo siano più piacevoli per me.

Gioco a fare l'ambidestro. Normalmente, lavoro con la sola mano dominante e ciò avviene in gran parte per comodità. È comunque effettivamente possibile diventare ambidestro e utilizzare entrambe le mie mani per disegnare, scrivere, spazzolarmi i denti, mangiare, manovrare il telefonino, telecomando, mouse e così via. Insegno a me stesso a diventare ambidestro. È sorprendente notare quanto duro lavoro il mio cervello impieghi per insegnare all'altra mia mano i compiti che sono stati relegati alla mia mano dominante. Anche se non ci riesco subito, cosa normalissima, l'importante è che io impari costantemente qualcosa di nuovo.

Mi godo e apprezzo le mie ambiguità. Troppo spesso mi attengo alla mia zona di comodità in termini di cibo, vestiti, pensieri e persino cose cui presto attenzione. Esco dalla mia zona di benessere mentale e cerco cose completamente fuori dal mio vecchio schema. Leggo altri libri di narrativa e saggistica per ampliare i miei orizzonti creativi e abbraccio lo strano, cercando sempre di imparare dalle nuove esperienze.

Do importanza alle mie mappe mentali. La mappatura della mente mi è veramente utile quando ho problemi a organizzare i miei pensieri e idee. Le mappe mentali sono solo dei diagrammi che uso per connettere una all'altra la moltitudine delle mie idee. È un modo per esprimere me stesso e organizzare allo stesso tempo ciò che mi passa per la testa. La cosa migliore delle mappe mentali è che posso facilmente modificarle ogni volta che ritengo che un gruppo d'idee non funzioni più per me. Basta che io cancelli quei gruppi o cluster per rimuoverli. Con le mie mappe mentali, collego piccoli gruppi di idee ad altri titoli e sottosezioni del mio pensiero. Alla fine, collego facilmente dieci o venti idee e seguo in modo originale ciò che ho pianificando. Se ad esempio sto progettando di costruire una nuova barca, uso una mappa mentale per assicurarmi di essere in grado di fare fronte a tutte le parti della barca, con tutti i relativi materiali e strumenti d'opera.

APPENDICE 4

Ripristino La Mia Capacità Mentale

Come invecchio, la tendenza è che la mia mente diventi più lenta e meno creativa, ma non deve essere affatto così. Posso essere più che mai acuto anche dopo i cinquanta se voglio. Devo solo fare uno sforzo extra per raggiungere quest'obiettivo. Se inizio presto con le mie pratiche per ripristinare la capacità della mia mente, ottengo anche i risultati che desidero. Ecco alcune grandi strategie di ripristino mentale che utilizzo per iniziare.

Pratico il pensiero critico. Troppo spesso mi affido alle mie risposte prestabilite per situazioni diverse. Se insorge un problema, faccio riferimento a soluzioni comuni e quindi proseguo. In questo modo, però, vivono la mia vita senza realmente usare le mie facoltà critiche. Il risultato è che a lungo termine la mia creatività e pensiero logico soffrono perché non sono mai stati pienamente utilizzati. Ma questo è già parte del passato e in questo momento imparo ad adottare una mentalità critica. Ecco come.

1. Pongo sempre domande. Quando pongo domande, rimodello la realtà e acquisisco le potenzialità e alternative all'interno di una determinata situazione. Se non faccio

domande frequentemente, la tendenza è che accetto le convinzioni e soluzioni di altre persone. Questo è conveniente a volte, ma non mi aiuta per nulla a ripristinare la mia energia mentale, perché ripristino invece un'accettazione passiva delle informazioni.

2. Risolvo sistematicamente i problemi. Ogni volta che mi trovo di fronte a un problema, la cosa migliore che posso fare è elencare prima tutto ciò che so sul problema, quindi elenco tutte le possibili soluzioni. Se la mia soluzione attuale non funziona, vado avanti e provo altre soluzioni della mia lista.

3. Non credo immediatamente a ciò che vedo o sento. Spesso, le cose non sono davvero come sembrano. Trovo proprio brutto fidarmi solo di quello che vedo, perché le situazioni che ho di fronte sono spesso manipolate solo per ottenere il mio consenso. Quindi, prima di accettare qualcosa come verità, sono curioso e cerco di cogliere la verità dietro ciò che mi appare davanti.

Disegno più frequentemente. Il disegno è solo uno dei miei modi divertenti per esprimermi. Non è necessario che io sia veramente bravo a disegnare perché questo, oltretutto, è un esercizio per ripristinare la mia capacità cerebrale. Ho acquistato un blocco di fogli per schizzi bello grande in modo da poter disegnare di più all'interno di una pagina. Disegno quando mi sento felice, triste, arrabbiato o quando ho voglia di disegnare. Uso il disegno come veicolo per esprimere i miei pensieri e le mie emozioni e il mio cervello lavora sodo per esprimersi attraverso linee e forme.

Penso positivo. Se penso negativamente la maggior parte del tempo, molto probabilmente attiro cose negative nella mia vita. Questo è il nucleo della legge di attrazione. Devo pensare in modo positivo se voglio attirare cose positive nella mia vita e devo pensare in modo positivo se voglio che la mia mente trovi soluzioni grandiose ai miei problemi, perché se continuo a pensare che di non poter risolvere qualcosa, alla fine il mio cervello si trova d'accordo con quel lato di me.

APPENDICE 5

Ripristino Il Mio Cervello

Mi sono chiesto come posso effettivamente ripristinare la mia capacità cerebrale senza dover spendere un sacco di soldi per seminari e tutoraggio personale e ho scoperto che adesso posso farlo. Tutto ciò di cui ho bisogno, per ripristinare le capacità di elaborare informazioni e richiamare fatti, è già a portata di mano. Devo solo conoscere le strategie che mi aiutano a raggiungere i miei obiettivi. Eccone di seguito elencate alcune di eccellenti che mi aiutano a raggiungere i miei obiettivi di ripristino cerebrale.

Sono più creativo e mi esprimo in modi diversi. Il mio cervello umano ha due divisioni principali che rappresentano due centri di pensiero molto distinti: quello creativo e quello logico.

Il centro logico del mio cervello lo utilizzo spesso per risolvere i problemi, programmare eventi, razionalizzare, giudicare, ecc. Mentre il centro creativo lo utilizzo principalmente per esprimere me stesso.

La maggior parte delle volte abuso del mio centro logico ignorando completamente il mio lato creativo. Va bene se lavoro in un ambiente che mi richiede di usare di più il mio centro logico, ad esempio quando lavoro al computer; tuttavia, devo comunque bilanciare l'uso di entrambi i lati del mio cervello in modo che la mia energia cerebrale non subisca un colpo d'arresto.

Il modo più semplice per stimolare il mio centro creativo è impegnarmi in musica, arte e scrittura. Queste tre attività mi sono sufficienti perché quando inizio con una di queste attività, i miei giorni e le mie notti sono pieni di puro divertimento personale e, cosa ancora più importante, di sfide al mio cervello, che continua ad imparare a fare le cose giuste.

Quando ad esempio, voglio imparare a disegnare figure umane realistiche, devo imparare a disegnare linee precise sulla carta. Tutto questo sforzo sfida il mio cervello che risponde aumentando il numero delle sue connessioni.

Non mi accontento di soluzioni semplici e ordinarie. Vivo in una società che apprezza la gratificazione immediata e non c'è niente di sbagliato in questo tipo di pensiero e atteggiamento. Tuttavia, se mi accontento ogni volta di soluzioni rapide e semplici, la mia mente ristagna e mi sento poco creativo e demotivato.

Questo è il motivo per cui cerco sempre di arrivare a soluzioni più creative ai miei problemi e situazioni. Non sono contrario a risolvere i miei problemi e situazioni con soluzioni testate nel tempo; applico anche queste, ma ne penso di nuove allo stesso tempo e accendo i miei neuroni e cellule cerebrali.

Sfido le mie convinzioni. Ho la mia zona di comodità ed è ora di uscirne per iniziare a imparare cose nuove. Ad esempio, quando ritenevo che lo sport non fosse più adatto a me, ho provato la camminata nordica e ne sono rimasto sedotto. Mi trattenevo solo perché temevo che non fosse più apprezzata la mia abilità atletica. Oggi, tuttavia, sfido le mie convinzioni.

SPECIFICHE DEI PRODOTTI CHE UTILIZZO

Quello che segue è l'elenco dei prodotti Herbalife di integrazione che utilizzo ogni giorno e loro specifiche.

Ognuno di essi contiene uno o più dei nutrienti indicati nel capitolo: Nutro il Mio Cervello.

Active Mind Complex

Sostieni le tue prestazioni mentali e mantieni il controllo delle tue attività quotidiane, anche nelle giornate più frenetiche. L'Active Mind Complex contiene un ingrediente brevettato e scientificamente testato a base di menta verde, dalle numerose proprietà benefiche.

Formulato con una miscela di vitamine accuratamente selezionate come l'Acido folico, l'Acido pantotenico e le Vitamine C, B6 e B12, l'Active Mind Complex contribuisce alla normale funzione psicologica, a prestazioni mentali normali e al normale funzionamento del sistema nervoso.

Prenditi cura ogni giorno del tuo benessere cognitivo con l'Active Mind Complex: nutrizione intelligente per il tuo cervello.

Formulato con un estratto di menta verde brevettato, un ingrediente scientificamente testato che contiene una combinazione di polifenoli di origine naturale tra cui l'Acido rosmarinico.

Contiene Acido folico e le Vitamine C, B6 e B12 che contribuiscono alla normale funzione psicologica.

Contiene Acido pantotenico, che contribuisce a prestazioni mentali normali*

Le Vitamine C, B6 e B12 contribuiscono al normale funzionamento del sistema nervoso

Adatto ai vegani.

Senza glutine

Consumare due capsule al giorno durante i pasti. Utilizzare questo prodotto come parte di una dieta bilanciata e variata abbinato ad un sano stile di vita.

Acido folico e le Vitamine C, B6 e B12 contribuiscono alla normale funzione psicologica. Acido pantotenico contribuisce a prestazioni mentali normali. Vitamine C, B6 e B12 contribuiscono al normale funzionamento del sistema nervoso.

Barrette Proteiche a Base di Arachidi e Cacao

La Barretta proteica è ad alto contenuto di proteine (10 g), che contribuiscono alla crescita ed al mantenimento della massa muscolare. Ogni barretta apporta proteine e carboidrati, oltre alle Vitamine del gruppo B (B6 e B12), che contribuiscono al normale metabolismo energetico. Con 137 calorie per barretta, è un delizioso e soffice snack.

Uso

Una o due barrette al giorno per uno spuntino ricco di proteine.

Puoi consultare tutte le etichette dei prodotti Herbalife Nutrition visitando questa pagina.

Vaniglia e Mandorla 14 barrette 490 g

Arachidi e Cioccolato 14 barrette 490 g

Agrumi 14 barrette 490 g

Barrette Proteiche H24 Achieve Dark Chocolate

Hai appena iniziato il tuo percorso di fitness o frequenti assiduamente la palestra o ti alleni da professionista; hai bisogno di un'alimentazione sportiva che supporti i tuoi obiettivi in ogni momento.

Le Barrette Proteiche H24 Achieve sono ideali nel post-allenamento e contengono 21 grammi di proteine per barretta, senza aromi e coloranti artificiali! Inoltre è un prodotto vegetariano, disponibile nel gusto Dark Chocolate.

Per darti un'alimentazione che aiuti a raggiungere i tuoi obiettivi, non importa se grandi o piccoli.

Consuma le Barrette Proteiche H24 Achieve una volta al giorno, tra un pasto e un altro o dopo l'allenamento.

1 Confezione contiene 6 barrette

21 g di proteine per barretta

Basso contenuto di zuccheri

Certificazione Informed-Sport

Senza coloranti o aromi artificiali

Ricco gusto Dark Chocolate

Prodotto vegetariano

Gustalo una volta al giorno tra un pasto e l'altro o dopo un allenamento.

Utilizza questo prodotto come parte di una dieta bilanciata e variata abbinato ad un sano stile di vita.

Thermo Complete

Contiene vitamina C che contribuisce al normale metabolismo energetico e alla protezione delle cellule dallo stress ossidativo. Contiene inoltre una selezione esclusiva di ingredienti botanici, fra cui il té verde e l'erba maté.

Si consiglia l'assunzione di una compressa due volte al giorno preferibilmente suddivise al mattino e al pomeriggio.

Phyto Complete

A base di fitonutrienti, ogni capsula contiene caffeina naturale, Vitamina C, Niacina, Cromo ed estratti botanici tra cui guaranà, tè verde, pompelmo, uva e carota nera. La Niacina e la Vitamina C contribuiscono al normale metabolismo energetico e alla riduzione della stanchezza e dell'affaticamento, mentre il Cromo contribuisce al normale metabolismo dei macronutrienti e al mantenimento di livelli normali di glucosio nel sangue.

Formulato con Fiit-NS™, scientificamente provato.

Fiit-NS™ è una combinazione studiata scientificamente di Niacina ed estratti botanici tra cui guaranà, tè verde, pompelmo, uva e carota nera che contengono fitonutrienti.

Contiene caffeina naturale derivata dal guaranà

Contiene Cromo, che contribuisce al normale metabolismo dei macronutrienti e al mantenimento di livelli normali di glucosio nel sangue

Contiene Vitamina C e Niacina, che contribuiscono al normale metabolismo energetico e alla riduzione della stanchezza e dell'affaticamento

Adatto ai vegani

Senza glutine

Consumare due capsule al giorno con i pasti.

Gli integratori vanno aggiunti ad una dieta variata ed equilibrata e ad un sano stile di vita.

Infuso a base di erbe

Bevanda dalle proprietà tonificanti. Ideale al mattino per un miglior risveglio ed una maggiore energia.

Gradevole alternativa a bevande tradizionali quali tè e caffè

6 calorie circa a porzione

Bevanda tonico-stimolante da gustare calda o fredda

A base di principi vegetali e caffeina dagli effetti stimolanti

Bevanda ipocalorica rinfrescante

La miscela unica di ingredienti, come l'Orange pekoe (tè

nero), di tè verde, di estratti di fiori di malva e ibis e di cardamomo, sarà una valida alternativa per sostenere i ritmi di vita frenetici.

Sciogliere mezzo cucchiaino da caffè di polvere in 250 ml di acqua calda o fredda.

CR7 Drive

Bevanda da miscelare per l'idratazione avanzata e la resistenza

Soluzione di carboidrati ed elettroliti al gusto di bacche di acai.

Contribuisce al mantenimento della performance di resistenza durante l'esercizio prolungato

Migliora l'assorbimento dell'acqua durante l'esercizio fisico

Contiene Magnesio (142 mg per porzione) che contribuisce all'equilibrio elettrolitico e alla riduzione di stanchezza e affaticamento

Apporta il 100% dei VNR di tiamina (vitamina B1) che contribuisce alla normale funzione cardiaca e vitamina B12 che contribuisce al normale metabolismo energetico e alla normale funzione del sistema immunitario

Meno di 100 kcal per porzione

Senza dolcificanti artificiali

Sciogli una bustina in mezzo litro d'acqua e consumala prima e durante gli allenamenti.

Liftoff

Integratore alimentare energetico effervescente che contiene caffeina, oltre al 100 % della VRN di vitamina C, che aiuta a ridurre la stanchezza e l'affaticamento. Disponibile nel gusto Arancia o Limone.

Assunzione consigliata: 1 compressa al giorno da sciogliere in 250 ml di acqua.

H24 Liftoff Max

Integratore alimentare senza zuccheri che contiene 180 mg di caffeina per porzione. Formulato con Vitamine B6, B12 e C che contribuiscono a ridurre la stanchezza e l'affaticamento. Un supporto per i tuoi allenamenti.

Contiene Acido pantotenico che contribuisce alle normali prestazioni mentali. Senza coloranti o aromi artificiali, questo è un integratore alimentare di cui ti puoi fidare.

Consumalo prima di allenarti o ogni volta che hai bisogno di tornare in pista.

180 mg di caffeina per porzione

Alto contenuto di Vitamina C, B6 e B12 che contribuisce alla riduzione della stanchezza e dell'affaticamento.

Contiene Acido pantotenico, che contribuisce alle prestazioni mentali normali.

Certificato Informed Sport

Senza zuccheri

Senza coloranti o aromi artificiali, contiene edulcorante di origine naturale

Al rinfrescante gusto di pompelmo

Disponibile in confezioni da 10 bustine monodose, ideali quando sei in giro.

Per migliori risultati, consumare 1 bustina al giorno sciolta in 250 ml di acqua prima di un allenamento o quando hai bisogno di tornare in pista. Utilizzare questo prodotto come parte di una dieta bilanciata e variata abbinato ad un sano stile di vita.

Contiene caffeina (180 mg/porzione). Non raccomandato per i bambini, in gravidanza e durante l'allattamento.

High Protein Iced Coffee

Realizzato con chicchi di caffè 100% Robusta, che gli danno un gusto autentico e senza compromessi, ha 15 g di proteine concentrate del siero del latte per porzione, che contribuiscono alla crescita e al mantenimento della massa muscolare. È senza zuccheri aggiunti, senza coloranti e conservanti ed ha solo 80 kcal per porzione. Aggiungi acqua fredda, ghiaccio e goditelo.

Indicato per i vegetariani

80 mg di caffeina per porzione

Con veri chicchi di caffè per un autentico sapore di caffè

Le proteine contribuiscono alla crescita e al mantenimento della massa muscolare e al mantenimento di ossa normali

A basso contenuto di grassi

Un preparato per bevanda che unisce il sapore di caffè e i benefici delle proteine di qualità

Non contiene ingredienti OGM

Con edulcorante di origine naturale (Stevia)

Riempi uno shaker con 250 ml di acqua fredda. Aggiungi 2 cucchiai di High Protein Iced Coffee. Agita e aggiungi il ghiaccio. Oppure frulla per 5 secondi a bassa velocità.

Utilizzalo nell'ambito di un'alimentazione variata ed equilibrata e di un sano stile di vita.

Cell Active

Integratore alimentare che apporta Vitamine del gruppo B (BI, B2 e 86) e minerali: Zinco, Manganese e Rame, al nostro organismo.

Vitamin & Mineral Complex Donna

Per dare al tuo organismo la quantità ottimale dei 24 nutrienti chiave di cui il corpo ha bisogno. Contiene vitamine e minerali essenziali nella giusta quantità per provvedere alle esigenze quotidiane specifiche della donna.

Idoneo per 71 indicazioni autorizzate dall'UE.

Sviluppato da esperti in nutrizione e formulato in base a consolidati principi scientifici.

Formulato per l'uso congiunto con il tuo frullato Formula 1 preferito.

Contiene vitamina B6, che contribuisce alla regolazione

dell'attività ormonale.

Contiene vitamina B12, che contribuisce al normale metabolismo energetico.

Contiene calcio, necessario per il mantenimento di ossa normali.

Contiene zinco, che contribuisce al mantenimento di pelle, capelli e unghie normali.

Perché è importante prendere regolarmente un integratore multivitaminico?

I micronutrienti svolgono un ruolo vitale nella regolazione dei processi dell'organismo che possono avere un influsso significativo sulla salute e sul benessere.

Poiché molte persone non raggiungono i livelli di assunzioni raccomandati di micronutrienti, l'integrazione quotidiana ci aiuta a soddisfare il nostro fabbisogno giornaliero.

Perché è importante scegliere un integratore "genere-specifico"?

Diversi per corporatura, metabolismo e fisiologia, l'uomo e la donna hanno bisogno di un diverso apporto di vitamine e minerali per una nutrizione ottimale. Prendiamo ad esempio il calcio: a seconda del Paese, in Europa fino al 60% delle donne non ne assume abbastanza e questo può accelerare la perdita di massa ossea negli adulti.

Una o due compresse al giorno durante i pasti.

Microbiotic Max

Integratore alimentare in polvere formulato con una combinazione di probiotici e fibre prebiotiche, che lavorano insieme in armonia per aiutare a sostenere i propri obiettivi nutrizionali.

Prodotto ad alto contenuto di fibre, ogni porzione contiene 2 miliardi di batteri vivi provenienti da ceppi di Bifidobacterium lactis e Lactobacillus helveticus.

Al delicato gusto di vaniglia.

Versa il contenuto di una bustina in mezzo bicchiere d'acqua (circa 100 ml) oppure aggiungilo al tuo frullato Formula 1 già pronto, utilizzando liquidi ad una temperatura inferiore ai 25°C per mantenere l'efficacia del prodotto.

Disponibile in una confezione da 20 bustine, rendendo ancora più facile supportare gli obiettivi nutrizionali ovunque siamo.

Ogni porzione contiene 2 miliardi di batteri vivi provenienti da ceppi di Bifidobacterium lactis e Lactobacillus helveticus

Consumare una volta al giorno. Utilizzare questo prodotto come parte di una dieta bilanciata e variata abbinato ad un sano stile di vita.

Senza glutine

Ad alto contenuto di fibre

Senza zuccheri aggiunti

Non contiene edulcoranti, coloranti o conservanti

Non è necessario conservare in frigorifero

Il sistema digestivo è affascinante; ospita migliaia di miliardi di batteri vivi, buoni e cattivi, e la maggior parte di questi dimora nell'intestino. Il quale fa così tanto senza che neanche ce ne accorgiamo, dalla scomposizione del cibo in nutrienti, al rilascio di energia e alla rimozione dei rifiuti dal corpo.

Ecco perché è importante prenderci cura del benessere intestinale mangiando cibi che contengono probiotici e prebiotici. I probiotici, come i ceppi Lactobacillus e Bifidobacterium, possono aiutare a bilanciare la ricchezza e diversità dei batteri buoni nell'intestino, mentre i prebiotici nutrono i batteri buoni.

Zuppa di Pomodoro Gourmet

Zuppa saporita e nutriente da gustare calda, adatta a soddisfare la tua voglia quotidiana di snack in ogni momento della giornata, tra un pasto e l'altro.

Contiene fibre dell'inulina,

104 calorie per porzione,

Ad elevato contenuto di proteine che contribuiscono al

mantenimento della massa muscolare,

Ad alto contenuto di fibre.

La Zuppa di pomodoro gourmet può essere gustata in qualsiasi momento durante il giorno come snack sano e nutriente. Mescolare 2 ½ cucchiai (32 g) con 200 ml di acqua calda.

Utilizza questo prodotto come parte di una dieta bilanciata e variata abbinato ad un sano stile di vita.

21 porzioni

Immune Booster

Formula a base di EpiCor®, ingrediente scientificamente dimostrato, e una miscela di vitamine e minerali chiave come Vitamina C, Vitamina D, Selenio e Zinco, che contribuiscono alla normale funzione del sistema immunitario e contribuiscono alla protezione delle cellule dallo stress ossidativo.

Disponibile in confezioni da 21 bustine, è un ottimo modo per prenderti cura del tuo sistema immunitario quando sei in viaggio.

Rinfrescante gusto al ribes nero

Non contiene coloranti o aromi artificiali

Indicato per i vegani

Senza glutine

Gustalo ogni giorno aggiungendo una bustina (3,7 g) in 150 ml di acqua e mescolando fino a completo scioglimento. Consuma 1 bicchiere, una volta al giorno, durante i pasti.

Gli integratori vanno inseriti in una dieta variata ed equilibrata e un sano stile di vita.

Il sistema immunitario è una rete complessa che opera silenziosa e instancabile ogni giorno. Sostieni le difese quotidiane del tuo organismo.

Vitamin & Mineral Complex Uomo

Un modo semplice per fornire al tuo organismo 24 nutrienti

di cui ha bisogno. Contiene vitamine e minerali essenziali nella giusta quantità per soddisfare le esigenze quotidiane specifiche dell'uomo.

Sviluppato da esperti in nutrizione e formulato in base a consolidati principi scientifici.

Formulato per l'uso congiunto con il tuo frullato Formula 1 preferito.

Contiene le vitamine A e C, che contribuiscono alla normale funzione del sistema immunitario.

Contiene magnesio, che contribuisce alla normale funzione muscolare.

Contiene riboflavina, che contribuisce al normale metabolismo energetico.

Contiene acido pantotenico, che contribuisce al mantenimento di prestazioni mentali normali.

Perché è importante prendere regolarmente un integratore multivitaminico?

I micronutrienti svolgono un ruolo vitale nella regolazione dei processi che influenzano lo stato di salute ed il benessere del nostro organismo.

Poiché molte persone non raggiungono i livelli di assunzione raccomandati di micronutrienti, l'integrazione quotidiana ci aiuta a soddisfare il nostro fabbisogno giornaliero.

Diversi per corporatura, metabolismo e fisiologia, l'uomo e la donna hanno bisogno di un diverso apporto di vitamine e minerali per una nutrizione ottimale.

Una o due compresse al giorno durante i pasti.

Collagene Skin

Integratore alimentare in polvere da utilizzare come parte della tua routine per la cura della pelle.

Contiene peptidi bioattivi del collagene di alta qualità, chiamati Verisol® P, la cui capacità di ridurre le rughe e migliorare l'elasticità della pelle è scientificamente provata con risultati dimostrati dopo 4 settimane.

Ricco di vitamine e minerali chiave, come la Biotina, lo Iodio, la vitamina A, la Niacina e lo Zinco che contribuiscono a mantenere la pelle normale. Contiene il Selenio e lo Zinco che contribuiscono al mantenimento di capelli e unghie normali.

Delizioso e fragrante gusto di fragola e limone

Senza glutine

Ad alto contenuto di vitamina C che contribuisce alla normale formazione del collagene per la normale funzione della pelle

Ad alto contenuto di vitamina E che contribuisce alla protezione delle cellule dallo stress ossidativo

Usalo ogni giorno. Sciogli 1 misurino (5,7 g) di prodotto in 250 ml d'acqua. Consumalo una volta al giorno durante il pasto.

Utilizza il prodotto nell'ambito di un'alimentazione variata ed equilibrata e di un sano stile di vita.

Se ti interessano questi prodotti, scrivimi.
Spedisco in tutta Italia e nel Mondo ovunque sia presente Herbalife.

A PROPOSITO DELL'AUTORE

Andrea Scarsi, mistico, metafisico, autore, musicista e coach del benessere, nasce a Mestre nel 1955. A quindici anni inizia a praticare yoga, spiritismo e sperimentare con la telepatia. A diciotto, in seguito ad un'esperienza di quasi morte, contatta entità aliene e trans dimensionali e a diciannove si lancia nella macrobiotica e a ventuno nel Buddhismo Tibetano.

A ventiquattro, col primo viaggio in India, si ritrova vegetariano e nel mondo della meditazione guidato dall'India stessa e dal Maestro Spirituale Bhagwan Shree Rajneesh, ora conosciuto come Osho, dal quale riceve il nome Swami Prem Sandesh che indossa in ambienti specifici.

Ha viaggiato e viaggia spesso, soprattutto in India, risiedendo per lunghi periodi anche in Nepal e Filippine e nel Sud-Est asiatico Buddista: Giappone, Tailandia, Sri Lanka, Hong Kong, Laos, Cina e Tibet, esplorando, luoghi e culture, incontrando la gente e partecipando alle pratiche rituali e religiose.

Nel tempo approfondisce diverse tecniche meditative per il risveglio di coscienza, il riequilibrio energetico e l'evoluzione personale, che pratica e insegna conducendo gruppi, sessioni, conferenze e canti. Ha studiato filosofia, conseguito un dottorato Americano in Metaphysical Science e vari diplomi quali: Holistic Life Coach, Gran Maestro Reiki, Maestro di Cristalli, Sciamanismo, Meditazione, Massaggio e Coach del Benessere.

Si occupa anche di nutrizione cellulare e Network Marketing.

Nel 1991 sposa Krisana e risiede a Mestre.

Contattalo al suo indirizzo andrea.scarsi@yahoo.com e canale YouTube https://www.youtube.com/@ScarsiAndrea.

LIBRI DI ANDREA SCARSI

21 Giorni
A Proposito di Osho
Basta Sognare
Benedizioni!
Benessere Olistico
Benvenuti ad Atlantide
Breve Storia Dei Sogni
Canalizzazioni Extraterrestri
Casa Dolce Casa Vendesi
Come Ripristino Le Capacità Del Mio Cervello
Dhyana Yoga
Dispense Reiki Primo Livello
Dispense Reiki Secondo Livello
Dispense Reiki Terzo Livello Master
Felici Di Essere Felici
Guarire il Sé Ombra
Il Lato Positronico
Il Maestro e l'Assassino
Il Modo Infallibile Per Fallire Nel Trading Online
Il Romanticismo Non è Inquinamento Emotivo
Il Segreto della Meditazione
Il Segreto della Scienza Metafisica
Il Silenzio dell'Assoluto
Immagina
Indaco Cristallo Arcobaleno e Diamante
La Cucina Vegetariana
L'Arte della Persuasione
L'Arte della Preoccupazione
L'Arte di Cambiare
L'Arte di Invitare una Donna
Le Acque Sacre del Gange
Le Compatibilità Zodiacali
Le Profondità della Quiete

Lettura dei Tarocchi
Massaggio Olistico
Menando Il Can Per L'Aia
Notiziario Reiki
Perle di Saggezza
Risposte per l'Anima
Semi di Illuminazione
Sovrappeso? No Problem!
Transizione Vegetariana
Viaggio nel Mondo di Sotto
Zen Il Senso del Non Senso

MANTRA DI ANDREA SCARSI (SANDESH)

Mantras Maha Mantras
The Mantra Experiment
The Mantra Way
Om Namo Supernova
Amāvasya
Canzoni Per Il Maestro
Singoli
Satori Italiano
Lingamananda

Il mantra è un Essere Verbale che fa da ponte tra l'umano e il divino. Trasporta la nostra preghiera, ringraziamento e gratitudine. È un'entità a sé stante e quando lo recitiamo o cantiamo per comunicare con la dimensione superiore, oltre a parole e suono utilizziamo anche intenzione, energia, devozione e focalizzazione. Tutto questo ci eleva subito. Eleva il nostro stato emotivo e fa toccare Dio.

Il mantra è un evento introspettivo che si rivolge ai molteplici aspetti dell'Uno evocandone il nome simbolico: Shiva, Brahma, Vishnu, Ganesha, Laxmi, Sarasvati, Gurudev, Shanti. Tutti nomi che rappresentano l'infinita manifestazione del ciclo cosmico. Sono formule magiche atte a modificare il presente universale risolvendo l'apparente frammentazione e ricreando l'unione di coscienza con ciò che è.

Il mantra è da recitare e cantare senza interruzioni, per trasmettere il messaggio intero, e i momenti di respirazione sono tra una recitazione e l'altra. Perdiamoci nel mantra e lasciamo che il veicolo, l'umano e il divino diventino una sola cosa. Questa è la potenza del mantra. Lo recitiamo e andiamo sempre più dentro, fino a fondere ciò che eravamo prima, la nostra intenzione, la recitazione, il suono e l'energia collettiva e manifestare ancora una volta l'unità, lo yoga, l'assoluta presenza, il cui nome supremo è Om.

LIBRI DI ANDREA SCARSI IN INGLESE

About Osho
Answers For The Soul
Blessings!
Extraterrestrial Channeling
Happy To Be Happy
Holistic Massage
Holistic Wellness
Home Sweet Home Staging
How To Ask A Woman Out
Imagine
Indigo Crystal Rainbow and Diamond
Journey To The Underworld
Make Your Own Vineyard
O Iguana! My Iguana!
Orchids Beauty Meditation
Overweight? No Problem!
Pearls of Wisdom
Reiki First Degree Manual
Reiki Second Degree Manual
Reiki Third Degree Manual
Romance Ain't Love Pollution
Seeds Of Enlightenment
Stop Dreaming
Swimming in The Ganges
Tarot Reading Essentials
The Art of Change
The Art of Persuasion
The Art of Worrying
The Depths Of Stillness And The Art Of Dissolving
The Foolproof Way to Fail at Online Trading
The Magic Of Money
The Master And The Assassin
The Secret Of Meditation

Grazie di aver letto
Come Ripristino Le Capacità Del Mio Cervello
Dr. Andrea Scarsi

www.ingramcontent.com/pod-product-compliance
Lightning Source LLC
Chambersburg PA
CBHW070130260726
48658CB00001B/340